AF577564

NICOLE LePERA

Erkenne. Dich. Selbst.

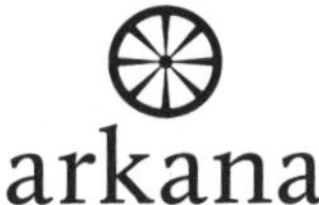

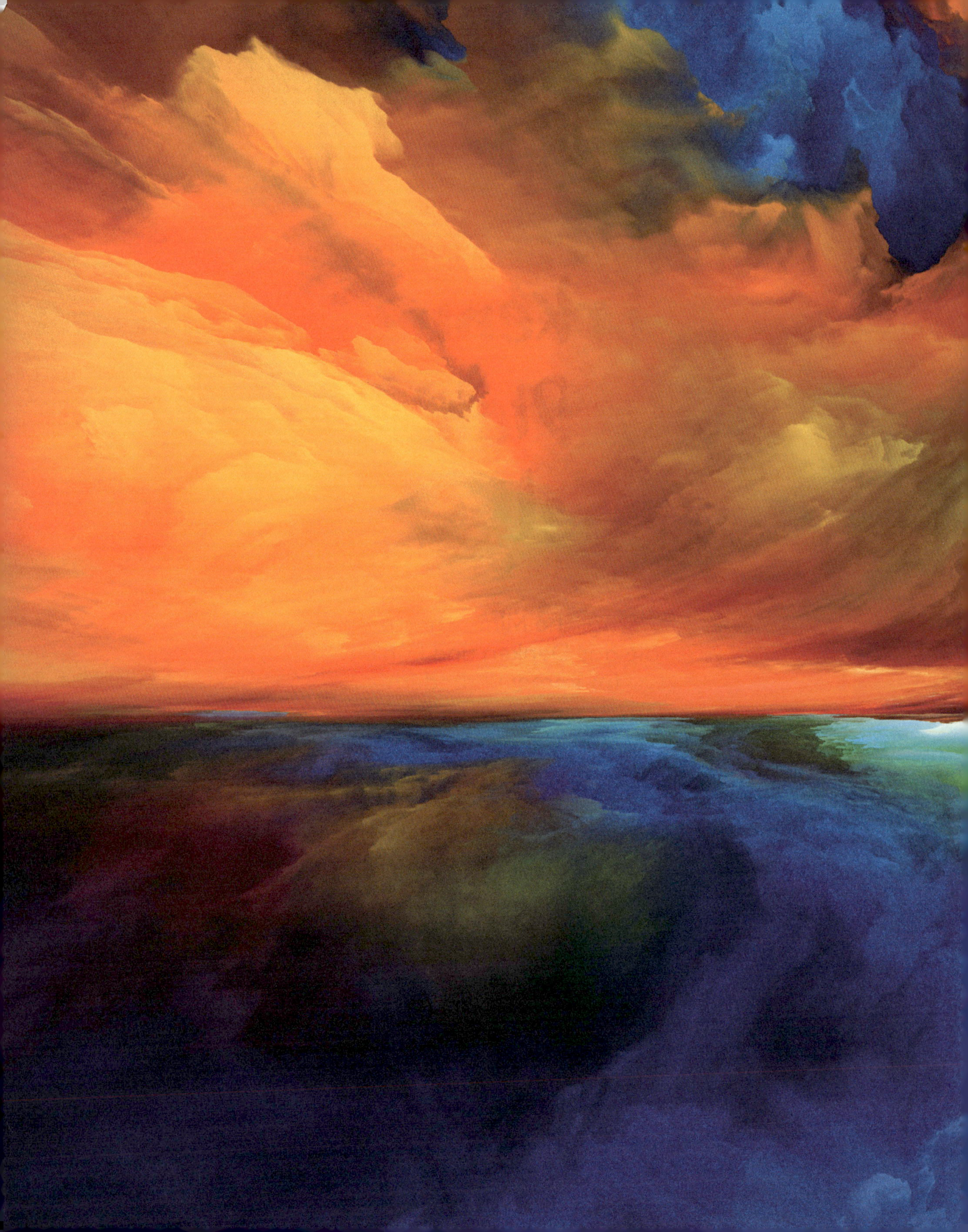

Nicole LePera

Erkenne. Dich. Selbst.

Tägliche Mini-Schritte,
die das Denken und Fühlen
für immer verändern

Das Workbook zu Heile. Dich. Selbst.

Aus dem amerikanischen Englisch von Elisabeth Liebl

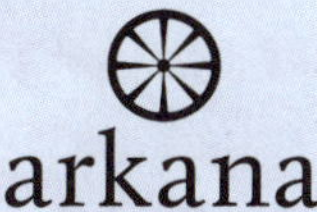

arkana

Die amerikanische Originalausgabe erschien 2022 unter dem Titel
»How to Meet Your Self: The Workbook for Self-Discovery« bei Harper Wave, New York, USA.
Published by Arrangement with Juniortine Productions LLC.
Dieses Werk wurde vermittelt durch die Literarische Agentur Thomas Schlück GmbH, 30161 Hannover.

Sollte diese Publikation Links auf Webseiten Dritter enthalten,
so übernehmen wir für deren Inhalte keine Haftung,
da wir uns diese nicht zu eigen machen, sondern lediglich
auf deren Stand zum Zeitpunkt der Erstveröffentlichung verweisen.

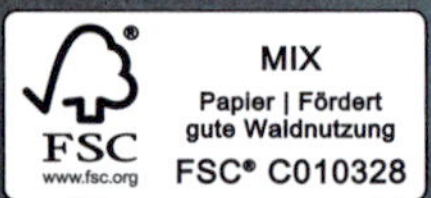

Penguin Random House Verlagsgruppe FSC® N001967

1. Auflage
Deutsche Erstausgabe
© 2023 Arkana, München
in der Penguin Random House Verlagsgruppe GmbH,
Neumarkter Straße 28, 81673 München
Copyright © 2022 Nicole LePera
Lektorat: Anne Nordmann
Umschlaggestaltung: ki 36 Editorial Design, München, Daniela Hofner
Umschlagmotiv: © Daniela Hofner
Layoutdesign: © Leah Carlson-Stanisic, für die deutsche Ausgabe adaptiert von
ki 36 Editorial Design, Daniela Hofner
Satz: Satzwerk Huber, Germering
Druck und Bindung: Alföldi Nyomda Zrt., Debrecen
Printed in Hungary
ISBN 978-3-442-34303-4
www.arkana-verlag.de

Dieses Buch ist Jacob Weakland gewidmet, dessen göttliche Führung den Schreibprozess begleitete. Alles, was hier an kreativer Unterstützung geboten wird, entstand in den Wochen und Monaten, nachdem er die physische Ebene verlassen hat.

Jake, du wirst innig geliebt und deine Gegenwart ist stets fühlbar.

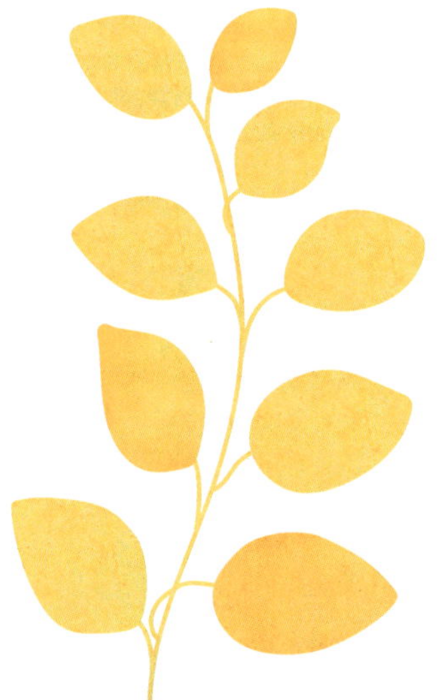

INHALT

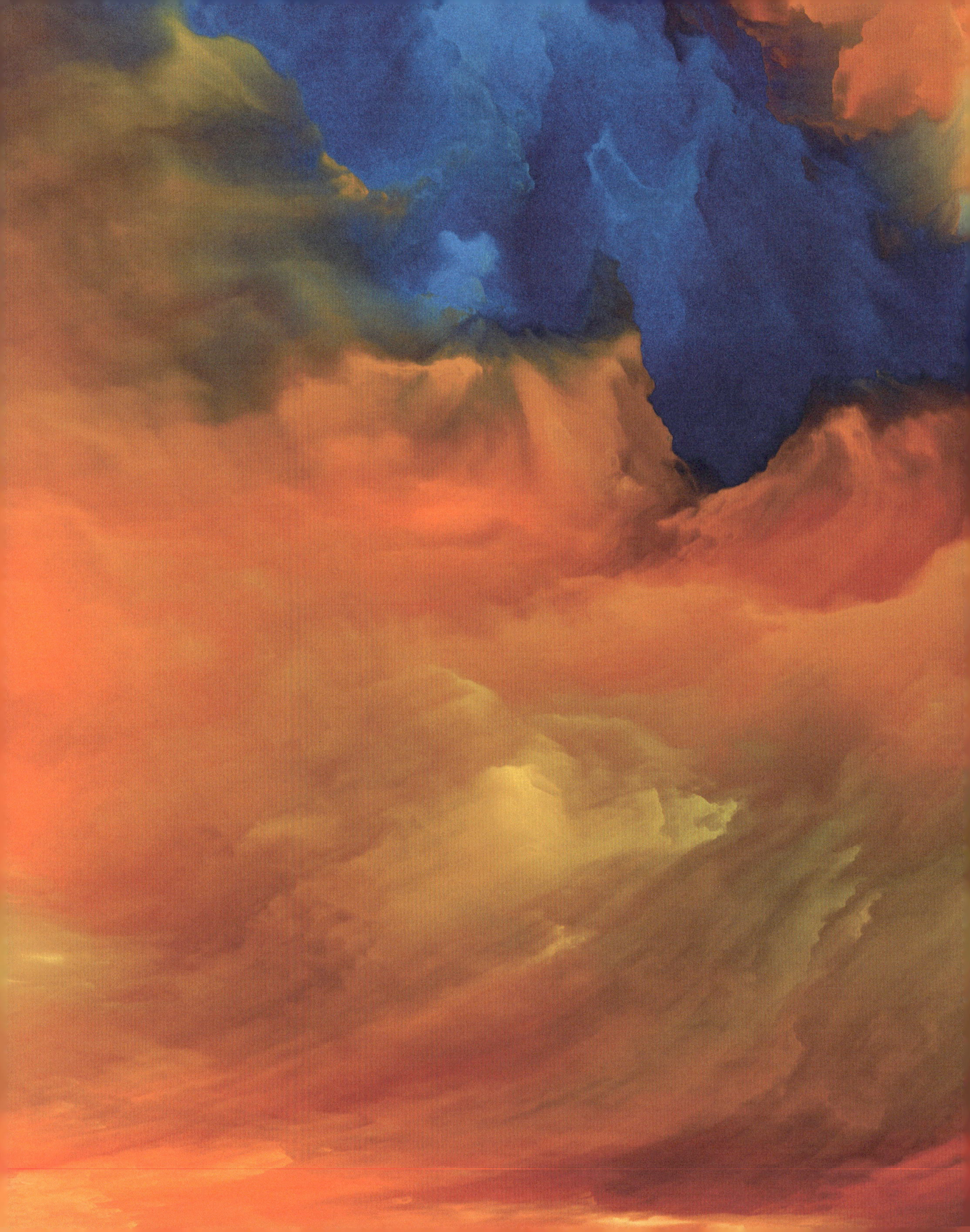

ERKENNE. DICH. SELBST.

EINFÜHRUNG

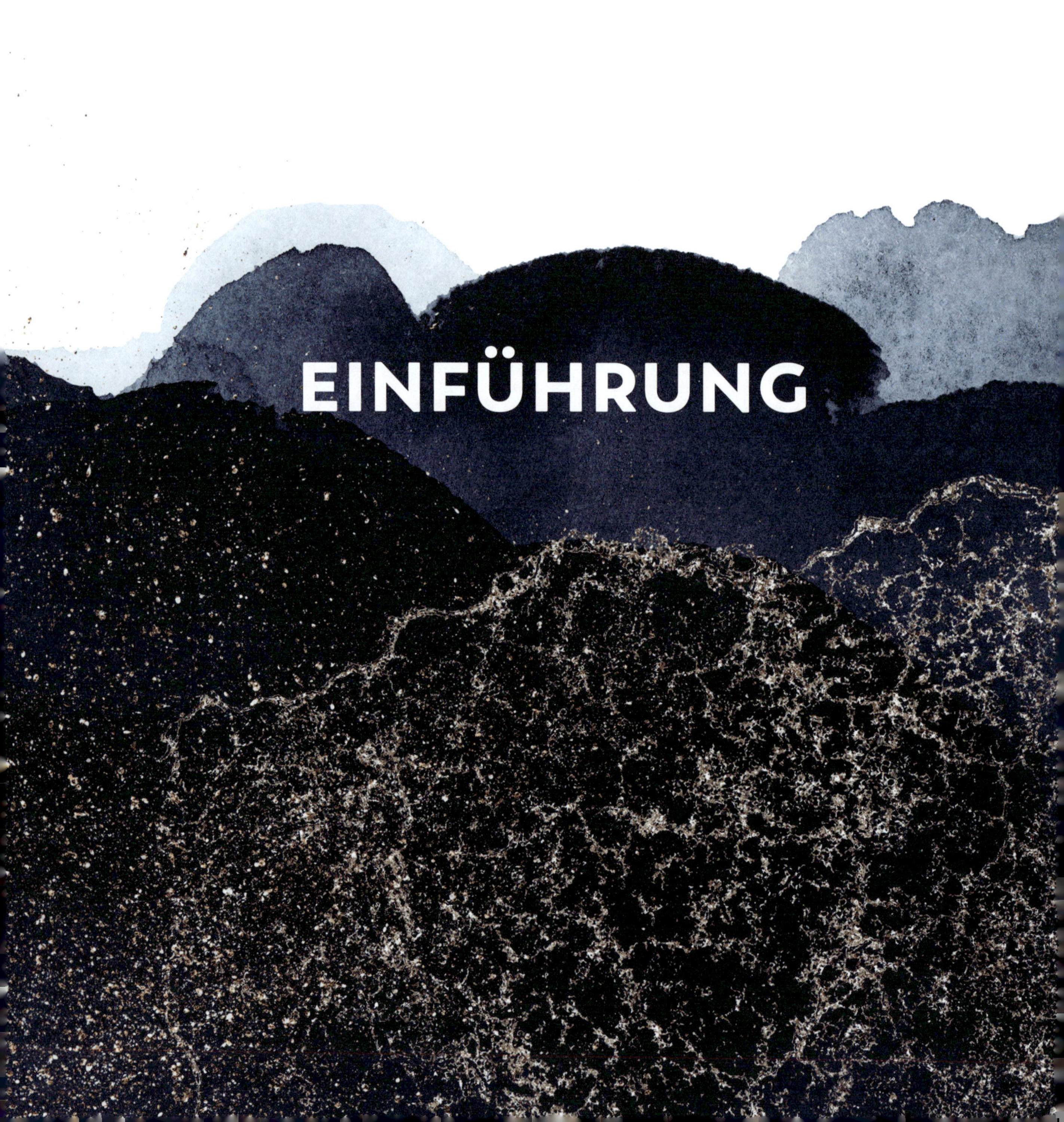

Willkommen am Ausgangspunkt einer Reise, die dein ganzes Leben verändern kann. Der Weg, der vor dir liegt, hat das Potenzial, dich aus der Tiefe deines Selbst heraus in einen völlig neuen Menschen zu verwandeln. Es gibt einen Grund, warum du zu diesem Buch gegriffen hast. Vielleicht hattest du das Gefühl, dass in deinem Leben etwas anders werden muss. Und mit diesem Gefühl bist du keineswegs allein. Wenn es dir so geht wie den meisten von uns, dann läufst du auf Autopilot und spulst Tag für Tag die gleichen Gewohnheitsmuster ab. Vielleicht weißt du sogar, was du anders machen möchtest, hast aber das Gefühl, dich einfach nicht ändern zu können. Oder du bist dir nicht sicher, wo du damit anfangen sollst. Tatsache ist: Was du bist und was du tust, wird hauptsächlich von der Vergangenheit bestimmt und nicht von den Entscheidungen, die du heute bewusst triffst. Mit diesem Buch wird sich das ändern.

Wenn wir einmal begriffen haben, dass wir die meiste Zeit auf Autopilot durchs Leben driften, wir aber unsere Bewusstheit wachrufen und neue, gesunde Gewohnheiten entwickeln können, wird unser Leben vom Kopf auf die Füße gestellt. Erkennen wir objektiv und voller Mitgefühl unsere körperlichen, geistigen und emotionalen Gewohnheiten, die unseren Tagesablauf ausfüllen und unser momentanes Selbst schaffen, sehen wir klar, was wir davon nicht länger mitschleppen möchten. Manche beschreiben diese Veränderung als *Erwachen*, als Aha-Erlebnis. Bei anderen kommt diese Einsicht langsam und im Laufe der Zeit zeigt sich ihr tieferer Sinn immer deutlicher. Das ist einzig und allein dein Weg, deine Reise. Es mag Menschen geben, die nach Jahren jetzt zum ersten Mal ihre Aufmerksamkeit auf sich selbst richten. Auf jeden Fall wird diese Entscheidung tiefe Auswirkungen auf dein Leben haben.

Bis jetzt bin ich noch niemandem begegnet, der sich aller Verhaltensmuster, die ihn einschränken, hundertprozentig bewusst ist. Wir alle sind blind für bestimmte Persönlichkeitsanteile, die anzusehen wir im Moment nicht bereit sind. Manchmal fixieren wir uns derart auf ein bestimmtes Problem, dass wir gar nicht bemerken, wie wir auf vielfältige Weise selbst dazu beitragen, es fortzuschreiben. Nur wenn wir diese Gewohnheiten verstehen, sind wir in der Lage, sie zu ändern. Dieses Arbeitsbuch soll dir als Licht auf diesem Pfad dienen und dir einen direkten Weg zeigen zu dem Menschen, der du *wirklich und in Wahrheit* bist.

In meinem ersten Buch *Heile. Dich. Selbst.* geht es um ein Grundsatzprogramm: die Gewohnheiten, die uns daran hindern, unser volles Potenzial zu leben, zu erkennen, zu verstehen und zu heilen. In diesem Buch habe ich Themen behandelt wie Reparenting, Traumabindungen, das Ausbalancieren unseres Nervensystems und unser inneres Kind. Ich erhielt mehrere Tausend Zuschriften von Leserinnen und Lesern, die sich mehr Information wünschten. Viele wollten tiefer einsteigen und mehr über sich erfahren. Sie wünschten sich Instrumente, die ihnen helfen, den Weg der Selbstbeobachtung und des Wachstums weiterzugehen. Viele wollten mehr darüber wissen, wie wir Selbstbeobachtung tatsächlich *praktizieren können*, um die unbewussten Gewohnheiten zu sehen, die uns blockieren. Denn wir müssen uns unserer dysfunktionalen Muster erst einmal bewusst werden, ehe wir uns daranmachen können, sie zu ändern. Dieses Arbeitsbuch ist als Reaktion auf diese Bitten entstanden. Die im Folgenden vorgestellten Übungen sind sozusagen der »Werkzeugkasten«, der dir ermöglicht, dein authentisches Selbst zu erkennen und dich mit ihm zu verbinden.

Wenn du mit diesen Übungen arbeitest, werden dir Schritt für Schritt die verborgenen Muster bewusst, die du möglicherweise schon seit deiner Kindheit wiederholst. Unsere frühesten Kindheitserfahrungen haben sich uns tief eingebrannt. Während wir heranwachsen, wiederholen wir diese frühkindlichen Erfahrungen unbewusst. Haben wir uns als Kinder nicht sicher gefühlt oder haben unsere Bezugspersonen unsere Bedürfnisse dauerhaft nicht erfüllt, kann es passieren, dass wir als Erwachsene in Leidenszyklen feststecken, die wir nicht durchbrechen können. Die Reise, die du mit diesem Arbeitsbuch antrittst, ermöglicht es dir, dich mit neuen Augen zu sehen. Dies wird dir die Tür zu neuen Ebenen des Selbstgewahrseins und damit zu einem neuen Leben aufschließen. Die Übungen werden dir helfen, dich selbst ganz und ohne jede Selbstverurteilung zu sehen und alle Muster aufzulösen, die dich blockieren.

Was das Gefühl festzustecken angeht, bin ich Expertin. Vor ein paar Jahren arbeitete ich als Psychotherapeutin und war erschöpft, ausgebrannt und innerlich leer. Ich schleppte mich im Überlebensmodus weiter, körperlich und seelisch angeschlagen. Wenn ich montagmorgens aufwachte, quälte ich mich aus dem Bett und schleppte mich zur Arbeit. Ich trieb auf Autopilot stumpf durch die Woche. Ich vernachlässigte systematisch meine eigenen Bedürfnisse, während ich unermüdlich versuchte, es allen anderen *recht zu machen*. Ständig grübelte ich darüber nach, was meine Mitmenschen wohl von mir halten oder von mir brauchen mochten. Ironischerweise steckte ich genauso fest wie meine Patientinnen und Patienten. Wie ihnen wuchs mir alles über den Kopf.

Erst ernsthafte gesundheitliche Schwierigkeiten (Gedächtnisprobleme, Ohnmachtsanfälle, eine massiv gestörte Verdauung) schafften es, mich aus dem Zustand zu *erwecken*, den ich als Leben kannte. Zum ersten Mal in meinem Dasein setzte ich mich und meine Bedürfnisse an erste Stelle und trat meine eigene Reise zur Heilung an. Während ich mich Tag für Tag um mich kümmerte, veränderte sich meine ganze Welt. Ich sah wieder einen Sinn im Leben, sorgte für meinen Körper und verarbeitete endlich all die traumatischen Erfahrungen meiner Vergangenheit, von denen ich mich die ganze Zeit abgelenkt hatte.

Bald lernte ich, mein Wissen an andere weiterzugeben, damit sie für sich tun konnten, was ich für mich getan hatte. Daraus wurde die globale SelfHealer-Community, der sich im Laufe der Jahre Zehntausende von Menschen aus aller Welt und aus allen sozialen Schichten anschlossen. Jeder Mensch trägt Gewohnheiten in sich, die ihn in einem steten Kreislauf von Leid, Schmerz und Selbstzerstörung gefangen halten. Doch haben wir in uns auch die Fähigkeit, das Heft in die Hand zu nehmen, Muster abzulegen, die uns nicht länger dienen, und unser höchstes Potenzial zu erlangen. Wir alle sind in der

Lage, uns so weit zu vertrauen, dass wir uns aus dysfunktionalen Beziehungen verabschieden und sichere, verlässliche Liebe finden können. Wir alle besitzen die Fähigkeit, traumatische Erfahrungen zu transformieren und so den Weg in ein sinnerfülltes Leben zu finden. Jeder von uns kann sein Leben voller Kraft und Selbstvertrauen nach seinen Vorstellungen gestalten.

Als deine Begleiterin auf dieser Reise möchte ich absolut ehrlich zu dir sein: Das hier wird nicht leicht. Du wirst unterwegs Teilen von dir begegnen, die sich verletzt, verraten und im Stich gelassen fühlen. Möglicherweise werden alle möglichen Emotionen an die Oberfläche gespült, und in manchen wirst du gefühlt fast untergehen.

Wenn wir unser Leben neu ausrichten wollen, müssen wir es uns zur Gewohnheit machen, uns mit einem sanften Schubs aus der Komfortzone zu befördern – und unter »Komfortzone« fällt alles, was wir als vertraut empfinden. Im Verlauf dieser Reise wirst du die Erfahrung machen, dass uns keineswegs alles, was uns bekannt und vertraut ist, auch guttut. Je öfter wir uns klarmachen, dass es nicht gefährlich ist, das Vertraute hinter uns zu lassen, desto mehr können wir uns für jene Entfaltung öffnen, die uns in jedem Augenblick offensteht.

Das Buch wurde von mir so konzipiert, dass du es im Alleingang durcharbeiten kannst. Du kannst also ganz in deinem eigenen Tempo vorgehen und alle Übungen da machen, wo du dich am wohlsten fühlst. Wenn du zwischendrin eine Pause brauchst, dann mach sie. Bei dieser Arbeit gibt es kein *richtig* oder *falsch*. Und ich freue mich, wenn du diese Übungen mit in deine Therapie nimmst, mit deinen Lieben teilst oder sie mit jemandem machst, der/die ebenfalls seine Reise nach innen antreten möchte. Das Wichtigste ist, dass du dich selbst als einen Menschen erlebst, der entscheidet, was für ihn das Beste ist – sich diese Wahlfreiheit zurückzuerobern ist für jeden von uns ein grundlegender Schritt.

Ich glaube, dass auf dem Gebiet der seelischen Gesundheit gerade ein Umdenken stattfindet. Ein neues Paradigma hält Einzug: die Überzeugung, dass an unserer grundlegenden Natur nichts *verkehrt* ist. Die Wahrheit ist, dass wir resilient, mit vielfältigen Gaben und grenzenlosem Potenzial ausgestattet sind. Durch die innere Arbeit – das *Werk* –, um das es in diesem Buch geht, kannst du dir diese Fähigkeiten aktiv erschließen. Auf den folgenden Seiten habe ich die Fundamente gelegt, auf denen du deine Zukunft errichten kannst, auch wenn es dir im Moment vielleicht noch schwerfällt, dir das vorzustellen. Es macht nichts, wenn du noch nicht jede Einzelheit vor deinem inneren Auge sehen kannst. Im Augenblick brauchst du nicht mehr als die feste Überzeugung, dass du dich ändern kannst. Alles andere kommt mit der Zeit und mit fortschreitender Übung. Tausende von Menschen aus allen Lebensbereichen haben mithilfe des Handwerkszeugs, das hier vorgestellt wird, tiefgreifende Veränderungen in ihrem Dasein geschaffen. Nun kannst das auch du.

Jetzt atme einmal tief durch und lass uns anfangen.

SO FÄNGST DU AN

BEGINNE DAMIT, DASS DU DEINE ABSICHT FORMULIERST WIE AUF SEITE 22 BESCHRIEBEN.

Mit dieser Übung legst du den Kurs für deine Reise fest. Es ist wichtig, dass du dir ausreichend Zeit dafür nimmst.

NIMM DIR ZEIT

Wie viel Zeit du für die Übungen in diesem Arbeitsbuch aufwendest, ist individuell verschieden. Wir alle sind heutzutage ja ziemlich beschäftigt, haben viele Verpflichtungen oder Prioritäten, die es uns erschweren, Zeit für uns zu finden. Um die Übungen hier zu machen, brauchst du aber nicht mehr als zehn oder fünfzehn Minuten täglich. Das lässt sich zu einer Art Ritual machen, morgens nach dem Aufwachen oder abends, bevor du schlafen gehst. Vielleicht richtest du dir eine Erinnerung auf dem Smartphone ein. Oder du findest einen Buddy, der dir hilft dranzubleiben.

WERDE KREATIV

Vielleicht willst du Bunt- oder farbige Filzstifte verwenden, um die folgenden Übungen zu machen. Oder du legst dir für unsere Arbeit sogar ein eigenes Notizbuch zu und machst sie so zu der deinen. Was immer sich gut anfühlt: Tu es.

SUCHE DIR EINEN SICHEREN RAUM FÜR DIESE ARBEIT

Ein »sicherer Raum« ist ein Ort, an dem du dich hundertprozentig wohl- und friedlich fühlst, offen für neue Ideen. Dieser sichere Raum kann dein Schlafzimmer sein, eine andere Ecke in deinen vier Wänden oder auch ein Ort draußen in der Natur. Idealerweise ist dieser sichere Raum ein Ort, wo du vor fremden Augen und vor Störungen geschützt bist. In diesen Raum nimmst du alles mit, was dir hilft, dich wohlzufühlen: eine Kerze oder deine Kuscheldecke. Vielleicht möchtest du per Kopfhörer entspannter Musik lauschen oder dein Haustier dabeihaben. Nimm dir genügend Zeit, um dir diesen Raum ganz anzueignen.

SO BAUST DU DEIN INNERES UNTERSTÜTZUNGSSYSTEM AUF

Um auf unserer Reise ein verlässliches Unterstützungssystem zur Hand zu haben, müssen wir herausfinden, was wir tun können, damit wir uns auf unserem Weg sicher und beschützt fühlen. Die Außenwelt lässt sich nicht kontrollieren. Daher ist es hilfreich, wenn wir in uns einen Raum schaffen, aus dem heraus wir auf gesunde Art und Weise auf die Welt reagieren können. Ich stelle mir dieses innere Unterstützungssystem gerne als Werkzeugkasten vor, den wir immer parat haben, besonders aber dann, wenn wir mit schwierigen oder belastenden Emotionen zu kämpfen haben.

Ein paar Anwendungsbeispiele für dein Unterstützungssystem

- Du fühlst dich sehr nervös, kannst aber nicht wirklich sagen, warum und wieso. Also beschließt du, einen schnellen Fußmarsch von circa einer Viertelstunde durchs Viertel zu machen. Dabei merkst du, wie sich deine Emotionen und Gedanken verändern, und fühlst dich, wieder zu Hause angekommen, ein bisschen ruhiger.
- Du bist traurig aufgewacht und kannst dich einfach nicht aufraffen, irgendetwas auf deiner To-do-Liste anzupacken. Also setzt du dich auf dein Bett und machst fünf Minuten lang Tiefenatmung. Danach fühlst du dich ruhiger und hast genug Elan, Hausarbeiten zu erledigen, die du bislang aufgeschoben hast.
- Nach einer höchst emotionalen Diskussion mit deiner Partnerin oder deinem Partner fühlst du dich überfahren. Du merkst, wie sich Ärger in dir meldet. Daher machst du eine einfache Erdungsübung, bei der du die verschiedenen Farben im Raum registrierst und den Boden spürst, der deine Füße stützt. Hinterher stellst du fest, dass du so das zwanghafte Gedankenkarussell durchbrochen hast und nicht mehr so aufgebracht bist. Du holst dein Tagebuch und schreibst auf, was du empfindest. So verarbeitest du, was an Emotionen noch da ist.
- Du hast dich schon den ganzen Tag über irgendwie daneben gefühlt. Dir wird bewusst, dass du die ganze Zeit nichts anderes getan hast, als an dir herumzunörgeln und dich zu verurteilen. Am Abend beschließt du, bald ins Bett zu gehen. Mit der Zeit hast du nämlich herausgefunden, dass du immer so drauf bist, wenn du Schlaf brauchst. Also schenkst du dir die Ruhe, die du brauchst, um morgen Kraft für einen neuen Tag zu haben.

EIN GEFÜHL DER GEBORGENHEIT SCHAFFEN

Das Gefühl von Sicherheit und Geborgenheit ist wesentlich für unseren Weg zur Selbsterkenntnis und Heilung. Die nachfolgend vorgestellten Werkzeuge helfen dir, ein grundlegendes Gefühl von Sicherheit in dir zu schaffen, das du jederzeit hervorrufen kannst. Wenn wir uns unsicher fühlen, sei es aufgrund der momentanen äußeren Umstände oder aufgrund eines Traumas, das noch im Körper gespeichert ist, hören wir nicht, wenn unser authentisches Selbst an unsere Tür klopft. Wenn du regelmäßig in diesen sicheren Raum in dir eintauchst, dann hilft dir das dabei, dich wieder mit diesem tiefsten Teil deiner selbst zu verbinden. Vergiss eines nie: Es ist nicht nur okay, sondern absolut lebenswichtig, sich eine Auszeit zu nehmen, wann immer es nötig ist. Je mehr du das übst, desto entspannter wirst du mit schwierigen Emotionen umgehen, die im Verlauf dieser Arbeit vielleicht an die Oberfläche kommen.

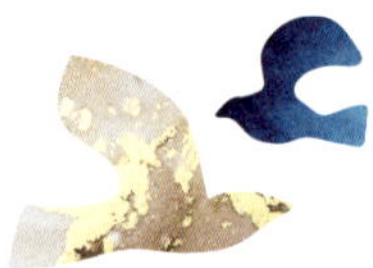

Wie du mit deinem Atem Geborgenheit entstehen lässt

Bewusste Atmung ist ein machtvolles Werkzeug, um unser Nervensystem zu regulieren. Wenn wir unter Stress stehen, wird unsere Atmung schnell und flach. Vielleicht halten wir manchmal auch den Atem an und beißen die Zähne zusammen. Diese physiologischen Veränderungen sind für unseren Körper ein Signal, dass wir nicht sicher sind und uns auf eine Bedrohung einstellen sollten. Wenn wir lernen, unsere Atmung bewusst zu verändern, können wir unserem Körper signalisieren, dass wir in Sicherheit sind. Nun zeige ich dir ein paar meiner liebsten Atemtechniken.

Gleichmäßige Atmung

- Nimm eine bequeme Sitz- oder Liegehaltung ein, in der du dich gut entspannen kannst.
- Atme jetzt durch die Nase ein, zähle dabei bis fünf und entspanne alle Muskeln.
- Atme dann durch die Nase langsam wieder aus und spüre, wie sich dein Körper noch mehr entspannt.
- Atme nach diesem Muster 1 oder 2 Minuten lang ein und aus.
- Spüre dann in deinen Körper hinein, ob sich an dem Gefühl von Stress etwas verändert hat.

Tiefe Bauchatmung

- Nimm eine bequeme Sitz- oder Liegehaltung ein, in der du dich einige Minuten lang locker entspannen kannst.
- Lege eine oder beide Hände auf deinen Bauch. Atme langsam und tief durch die Nase ein und spüre, wie die Luft deine Bauchdecke wölbt. Entspanne Kiefer, Schultern und alle Muskeln, die sich hart anfühlen.
- Atme langsam durch die Nase wieder aus und spüre, wie deine Bauchdecke dabei sinkt.
- Atme nach diesem Muster ein oder zwei Minuten lang ein und aus.
- Spüre nach, ob sich an dem Gefühl von Stress oder Anspannung etwas verändert hat.

Strohhalm-Atmung

- Nimm eine bequeme Sitz- oder Liegehaltung ein, in der du dich einige Minuten lang entspannen kannst.
- Atme langsam und tief durch die Nase ein und lockere dabei Kiefer, Schultern und alle Muskeln, die sich verspannt anfühlen.
- Schürze die Lippen und atme aus, so als würdest du langsam Luft durch einen Strohhalm blasen.
- Spüre dann in deinen Körper hinein, ob sich an dem Gefühl von Stress oder Anspannung etwas verändert hat.

4-7-8-Atmung

- Nimm eine bequeme Sitz- oder Liegeposition ein, in der du dich gut entspannen kannst.
- Atme langsam und tief vier Sekunden durch die Nase ein, halte dann den Atem sieben Sekunden an und atme danach acht Sekunden aus. Entspanne dabei Kiefer, Schultern und alle Muskeln, die sich hart anfühlen.
- Wiederhole dieses 4-7-8-Muster ein oder zwei Minuten lang.
- Spüre dann in deinem Körper nach, ob sich an dem Gefühl von Stress oder Anspannung etwas verändert hat.

Box-Breathing

- Nimm eine bequeme Sitz- oder Liegeposition ein, in der du dich gut entspannen kannst.
- Atme langsam und tief vier Sekunden durch die Nase ein, halte dann den Atem vier Sekunden an und atme dann vier Sekunden aus. Warte vier Sekunden, bevor du wieder einatmest.
- Wiederhole dieses Atemmuster ein oder zwei Minuten lang.
- Spüre nach, ob sich an dem Gefühl von Stress oder Anspannung etwas verändert hat.

Wechselatmung

- Nimm eine bequeme Sitz- oder Liegeposition ein, in der du dich gut entspannen kannst.
- Verschließe zuerst das rechte Nasenloch sanft mit dem rechten Daumen und atme langsam und tief durch das linke Nasenloch ein. Verschließe dann das linke Nasenloch mit dem rechten Ringfinger, hebe den Daumen an und atme langsam durch das rechte Nasenloch aus.
- Atme dann durch das rechte Nasenloch langsam und tief ein, verschließe es mit dem rechten Daumen und atme ebenso langsam durch das linke Nasenloch wieder aus.
- Hast du vollständig ausgeatmet, atme durch das linke Nasenloch wieder ein und beginne eine neue Runde. Wiederhole dieses Muster ein oder zwei Minuten lang.
- Spüre dann in deinen Körper hinein, ob sich an dem Gefühl von Stress oder Anspannung etwas verändert hat.

Öffne dich deiner Sinneserfahrung

Zusätzlich zur Atemregulierung können wir uns auch mit unserer sinnlichen Wahrnehmung verbinden, um uns im Körper zu verankern. Unser sinnliches Gewahrsein zu wecken hilft uns, im Hier und Jetzt präsenter zu sein. Wir fühlen uns dabei geerdet, sicher und geborgen, was die Stressreaktion des Körpers beruhigt.

Nimm dir einen Augenblick Zeit, um dich mit der Sinneswelt, die dich umgibt, zu verbinden. Stell dir dazu folgende Fragen:

Was höre ich jetzt gerade? Was sehe ich? Was schmecke ich?
Was spüre ich in meinem Körper, auf meiner Haut? Was rieche ich?

DIE SINNLICHE *Erfahrung*

Unsere Sinne anzusprechen hilft uns einesteils, uns besser zu verankern, andernteils lenkt es unsere Aufmerksamkeit weg vom Denken und hin auf das, was in unserem Körper, in unserer Umgebung vor sich geht. Das kann sehr hilfreich sein, wenn unsere Gedanken uns stressen oder uns emotional durchschütteln.

Wähle aus der Liste unten eine Übung aus, mit der du dich erdest. Lenke deine Aufmerksamkeit einige Minuten lang auf deine Sinneserfahrungen. Dann gehe deinen Körper durch und spüre nach, wie er sich anfühlt.

Zünde eine Kerze an und blicke einige Minuten lang ruhig in die Flamme.

Verbrenne ein wenig Weihrauch und erschnuppere seinen Duft.

Nimm ein Stück Orange oder eine andere saftige Frucht und beiß ganz langsam hinein. Spüre dem Geschmack nach.

Streichle dein Haustier oder nimm eine flauschige Decke und streiche sanft mit der Hand darüber. Wie fühlt sich das an?

Lege deine Lieblingsmusik auf und versenke dich ins Hören.

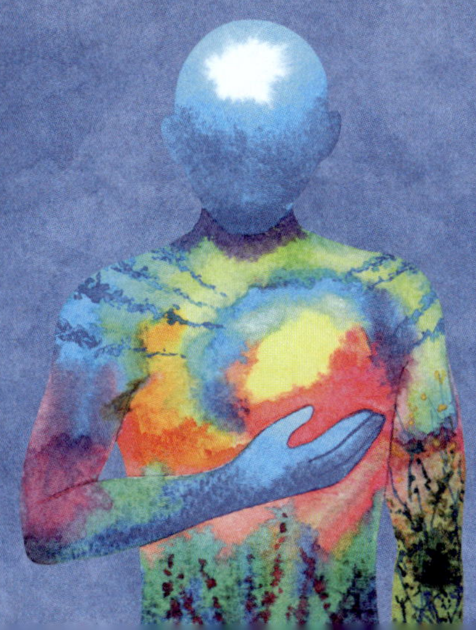

Erde dich

Tauche ein in die Natur, wenn du dich gestresst fühlst. Nimm Verbindung auf zum Boden unter deinen Füßen, zu den Farben und Klängen der Natur um dich herum oder zur Sonne auf deiner Haut. Sofort werden die Stresshormone im Körper weniger, und du fühlst dich sicherer.

Die Verbindung zur Erde

- Lenke die Aufmerksamkeit auf deine Fußsohlen. Spüre, wie sie die Erde berühren. Wenn möglich, ziehe die Schuhe aus. Überlasse dich ein paar Minuten lang dem Gefühl, dass die Erde dich trägt.
- Suche dir einen Platz im Grünen (Garten oder Park) oder kümmere dich um deine Zimmerpflanzen. Nimm dir ein paar Minuten Zeit, um die Natur mit allen Sinnen aufzunehmen.
- Stell dich in die Sonne und fühle ihre Wärme auf der Haut.

Find Your Ground
Geführte Meditation*

Die Heilkraft der Natur

Wissenschaftliche Untersuchungen zeigen, dass der Spiegel unserer Stresshormone sinkt, wenn wir zwanzig Minuten in der Natur verbringen. Ein paar Minuten in der Sonne steigern den Serotonin- und Dopaminspiegel – beides Wohlfühlhormone.

Ob nun im Park, beim Wandern oder an einem sonnigen Tag im Garten, lasse die Natur auf dich einwirken.

*Die Meditationen sind in englischer Sprache.

Visualisiere Geborgenheit und Entspannung

Suche dir einen Ort, an dem du nicht gestört wirst und setze oder lege dich bequem hin. Schließe die Augen (wenn du dich damit wohlfühlst) und richte deine Aufmerksamkeit auf den Atem. Stell dir vor, wie weißes Licht dein Herz einhüllt. Während du ein- und ausatmest, wird dieses Licht immer stärker. Dein Herz wird weicher, es öffnet sich. Während du dich immer weiter entspannst, spürst du, wie das Licht deinen Brustkorb ganz ausfüllt. Sage dir laut oder leise: »Mein Herz ist sicher. Ich bin sicher. Ich bin offen und frei.«

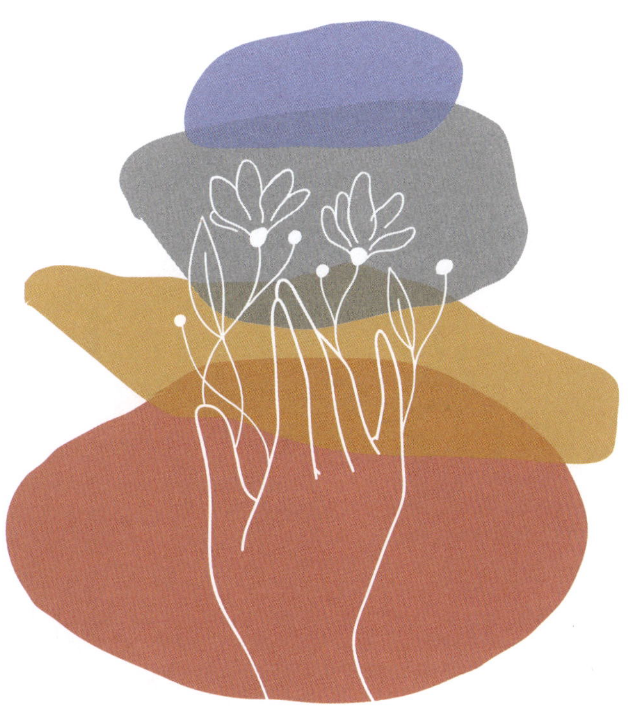

FORMULIERE DEINE ABSICHT

Du hast nun eine Reihe von Werkzeugen zur Verfügung, um ein Gefühl von Sicherheit und Geborgenheit zu erzeugen. Es empfiehlt sich, diese Übungen so regelmäßig wie möglich zu machen. Starke innere Ressourcen helfen dir, die Sicherheit zu finden, die du für den Weg zu deinem authentischen Selbst brauchst.

Damit sich dieser Weg zeigen kann, musst du dir darüber klar werden, wohin du unterwegs bist. Dies geschieht, indem du eine Absicht formulierst. Was ist eine Absicht? Ein Ziel, dessen Umsetzung du erleben willst. Ein Gewahrsein deines Bewusstseinszustandes, ein Gedanke, der uns erlaubt, unser Leben aktiv zu gestalten. In der folgenden Übung werden wir eine Absicht formulieren, die ausdrückt, dass du dein künftiges, besseres Selbst werden willst – dein authentisches Selbst.

Um zu deinem authentischen Selbst zu finden und zu dem Leben, das du dir wünschst, musst du natürlich wissen, *wer* dieses Selbst ist und *wie* dieses Leben aussieht. Du musst – mithilfe der Übungen in diesem Buch – herausfinden, wie es sich *anfühlt*, dieser Mensch zu sein. Je detailreicher deine Vision, desto klarer das Ergebnis. Eine klare Absicht gibt dir den Weg des Handelns vor.

Jeder Mensch hat seine eigene Absicht, seine eigene Intention, weil wir alle einmalig sind und jedes Leben einen ganz eigenen Sinn hat. Das ist unsere Aufgabe: unsere authentische Natur, unsere Bestimmung zu entdecken. Wenn wir ihr folgen, entfaltet sich unser neues Selbst automatisch.

Du wirst feststellen, dass wir uns auf dieser Reise ganz auf uns selbst konzentrieren. Das liegt daran, dass wir nur uns selbst verändern können, unser Sein, nicht das der anderen. Auch wenn viele von uns eine Beziehung ändern möchten oder einen Menschen oder eine Situation anders erleben wollen, so beginnt diese Arbeit doch immer bei uns selbst. Wenn wir uns anders verhalten, dann werden sich auch unsere Beziehungen und die Welt um uns herum verändern.

Noch ein paar Anmerkungen dazu:

- Die folgende Übung ist nicht dazu da, dein aktuelles Selbst und sein Umfeld zu kritisieren oder zu verurteilen. Hier geht es schlicht darum, dir vorzustellen, wie es aussehen und sich anfühlen könnte, die höchste Version deines Selbst zu sein; sein Leben zu führen; in seine Welt einzutauchen.
- Es ist unter Umständen nicht ganz einfach, sich im Detail vorzustellen, wie diese ersehnte Version deiner selbst aussehen mag. Das ist völlig normal. Du kannst (und solltest) dich stattdessen darauf konzentrieren, wie es sich im Körper *anfühlt*, wenn du dir diese Zukunft vorstellst.

Dann also los!

1. Suche dir einen Ort, an dem du dich ungestört hinsetzen oder -legen kannst. Schließe die Augen, wenn du dich damit sicher fühlst.

2. Nun stell dir die Zukunft vor, die du dir wünschst. So genau, wie es dir möglich ist. Wie ist es, dieses Leben zu leben? Was tust du? Wo lebst du? Wie fühlst du dich? Mit wem bist du zusammen? Der Fragenkatalog auf der nächsten Seite hilft dir bei den Details weiter. Lenke deine Aufmerksamkeit darauf, wie dein Körper sich anfühlt, wenn du geistig und emotional in dieses künftige Leben eintauchst.

3. Schreib alle Einzelheiten auf. Es gibt kein *richtig* oder *falsch*. Wir lassen einfach unserer Schöpferkraft freien Lauf. Konzentriere dich auf dein Körpergefühl, während du den Fragen nachgehst. Vielleicht spürst du Energie, Lockerheit oder ein Gefühl der Entspannung.

...

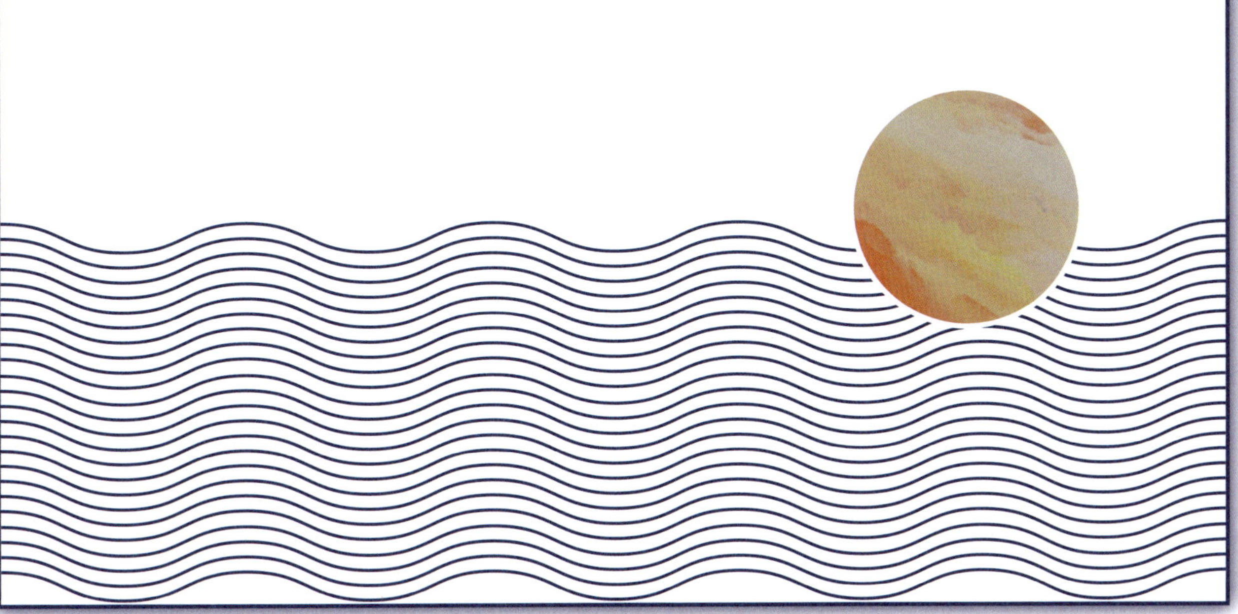

WENN DU DIR DEIN KÜNFTIGES SELBST VORSTELLST:

Wie fühlst du dich?

___

Was tust du?

___

Was denkst du?

___

Was hast du an?

___

Mit wem teilst du dein Leben?

___

Mit wem verbringst du deine Zeit?

___

Wo und mit wem lebst du?

___

Was hast du geschafft, worauf du richtig stolz bist?

___

Wie sieht deine »Arbeit« aus? Wovon lebst du?

___

Wie geht es dir in deinen Beziehungen (mit deinen Liebsten, Freundinnen und Freunden und mit den Menschen, mit denen du beruflich zu tun hast)?

Wie geht es dir körperlich?

Wie sorgst du täglich für dich? Was tust du dir Gutes?

Wie verbringst du für gewöhnlich deinen Tag (morgens, mittags, abends)?

Gratuliere! Du hast gerade den ersten Schritt hin zu deinem authentischen Selbst getan, das Selbst, das dein Leitstern ist. Du siehst dieses Selbst, weil es bereits in dir angelegt ist. Diesen tiefinneren Part von dir freizulegen wird eine ganz wunderbare Reise sein.

Lass uns aufbrechen!

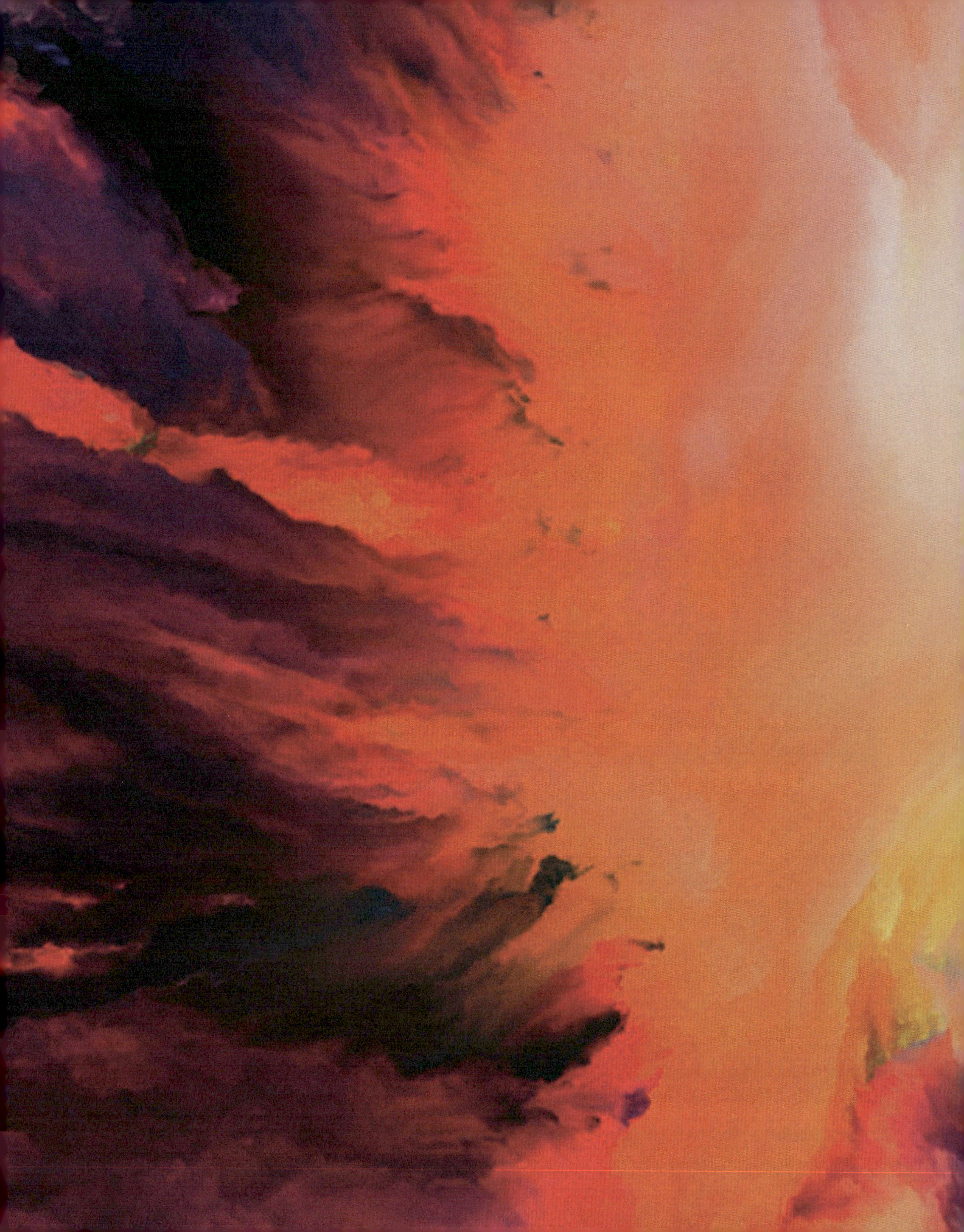

TEIL I

WIE WIR UNSER SELBST ERKUNDEN

DEINE KONDITIONIERUNG: DU BIST NICHT, WAS DU ZU SEIN GLAUBST

IN TEIL I WIRST DU LERNEN:

Was eine Konditionierung ist und wie sie dein Leben prägt

Wie du dein Gewohnheitsselbst erkennst

Warum Bewusstheit die Grundlage jeder Veränderung ist

Was Neuroplastizität bewirkt

Wenn wir auf die Welt kommen, gleicht unser Gehirn einem Schwamm. Wir saugen alles auf, was uns umgibt. So lernen wir Sprache, Anpassung an die Gesellschaft und wie wir mit anderen und der Umwelt interagieren. Es ist beeindruckend, welche Mengen an Informationen wir aufnehmen, während wir heranwachsen.

Als Säuglinge sind wir komplett abhängig von unseren unmittelbaren Bezugspersonen. Sie sorgen für die Erfüllung unserer Bedürfnisse – Essen, Liebe, Geborgenheit – und bilden unser frühestes Umfeld. Innerhalb dieses Umfelds existieren Glaubenssätze, Kommunikationsformen, Ausdrucksformen für Emotionen und bestimmte Eigenarten. Unsere Bezugspersonen (und andere uns nahestehende Menschen) prägen unsere Welt, indem sie uns all diese Dinge vorleben. Und wir übernehmen, was wir beobachten. Bald machen wir uns genau die gleichen Überzeugungen, Muster und Verhaltensweisen zu eigen. Das nennt man *Konditionierung.* Vielen Erwachsenen aber ist nicht klar, dass ihre Gewohnheiten und Überzeugungen in eben diesen frühen Erfahrungen wurzeln und nicht einer bewussten Entscheidung entspringen.

Konditionierung findet immer unbewusst statt. Als Kinder entscheiden wir uns nicht vorsätzlich dafür, Informationen abzuspeichern. Das erledigt unser Gehirn für uns. Unser Unbewusstes (das man früher »Unterbewusstes« nannte, weil es unterhalb der Bewusstseinsschwelle funktioniert) wird in neuronale Pfade eingeschrieben, die sich durch die Wiederholung von Gedanken, Verhaltensweisen und anderen Gewohnheiten einschleifen. Konditionierung ist also kein rein geistiger Prozess, diese Muster werden vielmehr ganz konkret im Körper gespeichert. Unser Nervensystem entwickelt sich ab der sechsten Woche im Mutterleib und reift weiter, bis wir 25 sind. Unser familiäres Umfeld und die Beziehungen, die wir dort pflegen, beeinflussen die Entwicklung des Nervensystems. Sind diese ersten Beziehungen sicher und vorhersagbar, ist unser Nervensystem *resilient* und wird gut mit Stress fertig. Falls nicht, wird es überwachsam, weil es ständig Gefahr wittert. Mit der Zeit entwickelt ein solches hochreaktives Nervensystem dysfunktionale Bewältigungsstrategien (Substanzmissbrauch, überschießende Reaktivität, Selbstsabotage, Workaholismus), Unsicherheit (die Unfähigkeit, sich selbst und anderen zu vertrauen) und die Neigung zur Isolation. Wenn dies geschieht, fühlen wir uns in unserem Körper nicht sicher. Wir suchen nach Wegen, dieses unsichere Gelände zu verlassen.

Meist ist hieran ein Prozess beteiligt, den man *Dissoziation* nennt. Dann ist der Körper zwar physisch präsent, geistig jedoch sind wir ganz woanders. Betroffene beschreiben dies als Verwirrung, als ein Sich-Verlieren in Gedanken und Ablenkungen. An solchen Menschen geht ein großer Teil des Tages einfach vorbei. Heutzutage geschieht dies häufig dadurch, dass sie endlos mit dem Handy beschäftigt sind. Sie verabschieden sich aus ihrem Körper und fragen sich später, wo die Zeit geblieben ist. Dissoziation ist oft auch eine Bewältigungsstrategie. Bei mir ist sie der Hauptgrund dafür, dass ich nur wenige Kindheitserinnerungen habe. Meinem Körper zu entkommen, indem ich in meine Gedanken eintauchte, war ein sicheres Mittel, um mich von Erfahrungen zu distanzieren, die für mich als Kind zu schmerzhaft waren.

Auf dieser Reise entdeckst du vielleicht – wie ich –, dass du bestimmte Überzeugungen, Verhaltensweisen und Bewältigungsmechanismen ständig wiederholst, obwohl sie längst sinnlos geworden sind. Kein Mensch kann sich als Kind für bestimmte Gewohnheiten entscheiden. Daher hat es wenig Sinn, sie als *gut* oder *schlecht* anzusehen. Es sind einfach nur Informationen, die wir in früherer Zeit übernommen haben. Von Erwachsenen, die ihrerseits mit der Bewusstheit und den Werkzeugen, die man *ihnen* vorgelebt hat, das Bestmögliche taten. Glücklicherweise hast du als erwachsener Mensch die Möglichkeit, dir deine Konditionierungen anzusehen und Raum zu schaffen für neue Wege, die besser zu der Person passen, die du sein möchtest (und die du im Grunde deines Wesens längst bist).

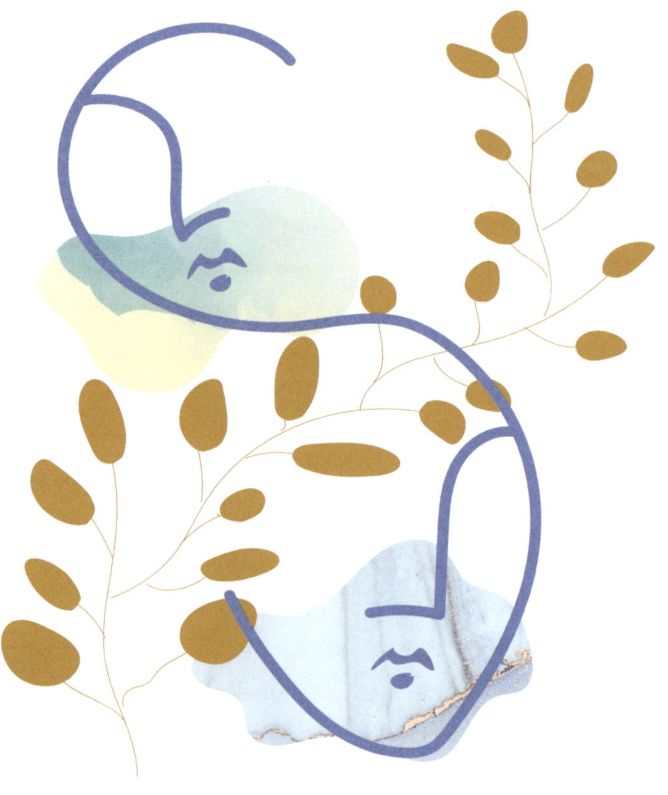

LERNE DEIN GEWOHNHEITSSELBST KENNEN

Unser Gewohnheitsselbst bildet sich durch Konditionierung aus, durch das Wiederholen früherer Erfahrungen. Gewohnheiten sind unserem Gehirn und Nervensystem eingeprägt. Dazu gehört der Umgang mit unserem Körper und unseren Emotionen, die Art, wie wir uns ausdrücken, zu anderen in Beziehung treten und in unserem sozialen Umfeld agieren. Diese Verhaltensweisen beruhen auf unserer Wahrnehmung dessen, was wir als Kind *tun* oder wie wir *sein* mussten, um uns geliebt, anerkannt und sicher zu fühlen. Weil wir von unseren Bezugspersonen abhängig waren, war es lebenswichtig, dass wir zu ihnen eine Beziehung herstellen konnten. Wir hatten keine andere Wahl, als uns an die Umwelt anzupassen. Also taten wir es.

Manche von uns hatten eine erdrückende Bezugsperson, die sie ständig überwachte – was wir *anzogen*, was wir *dachten* und wie wir uns *verhielten*. Da nicht akzeptiert wurde, wer wir waren, richten wir uns immer noch nach dem, was *andere* Menschen unserer Ansicht nach wollen, und halten nach entsprechenden Hinweisen Ausschau. Manche von uns wuchsen mit Eltern auf, die dauernd herumbrüllten und ihnen Angst einjagten. Als Erwachsene achten wir dann womöglich ständig auf die Emotionen anderer, um nur ja keinem zu nahe zu treten oder noch einmal Opfer solcher Gefühlsausbrüche zu werden. Oder wir verstecken bestimmte Anteile unserer selbst, weil wir Angst haben, (wie früher) bestraft oder beschämt zu werden, wenn wir sie zeigen.

Hatten wir es hingegen mit emotional distanzierten Eltern zu tun, die zu uns keine Beziehung herstellen wollten oder konnten und uns nicht durch die emotionalen Untiefen der Kindheit hindurchhalfen, dann nehmen wir uns in unseren Beziehungen zurück. Nicht weil wir unserem Gegenüber Böses wollen, sondern weil wir Angst haben, zurückgewiesen, verlassen oder ignoriert zu werden, wie das in der Kindheit der Fall war. Auf Abstand zu gehen ist unsere Bewältigungsstrategie, denn wir wollen den Schmerz von damals nicht noch einmal erleben. Gleichzeitig sehnen wir uns nach emotionaler Nähe, sodass wir ständig im Konflikt mit uns selbst leben.

Wie viele Menschen nur allzu gut wissen, können unsere Gewohnheitsmuster uns schaden. Wie oft hast du deinen Partner oder dein Kind schon angeschnauzt, nur um Sekunden später entsetzt über das eigene Verhalten zu sein? Wie oft hast du dir schon gesagt, dass sich das jetzt wirklich ändern muss, und trotzdem machst du kurz darauf wieder genau das Gleiche? Wenn dir das bekannt vorkommt, so heißt das nur: Du bist ein Mensch wie wir alle. Diese Muster aus überschießenden Reaktionen und wenig hilfreichen Gewohnheiten sind nicht das, was dich ausmacht. Sie sind ein Produkt dessen, was du selbst erlebt hast.

Für die meisten von uns haben die ältesten Gewohnheitsmuster ihren Ursprung in den Bedürfnissen anderer Menschen, nicht in unseren eigenen. Und so führen wir dann eine Art Stellvertreterdasein, auch wenn wir längst erwachsen sind. Anderen gefallen zu müssen ist auch eine Bewältigungsstrategie, die uns jedoch nach einiger Zeit frustriert und unerfüllt zurücklässt. Gleichzeitig kennen wir unsere eigenen Bedürfnisse meist gar nicht, und können sie schon deshalb nicht erfüllen. Dieser Zyklus läuft bei den meisten Menschen unbewusst ab.

Die Gewohnheit, durchs eigene Leben zu schlafwandeln, wollen wir nun durchbrechen. Wir wollen lernen, wie wir uns solcher Muster bewusst werden und zu einem neuen Leben »erwachen« können. »Bewusst werden« heißt hier, dass wir uns klarmachen, was wir denken, wie wir uns fühlen und wie wir uns verhalten. Wenn wir den gegenwärtigen Augenblick bewusst erleben, erlaubt uns dies zu entdecken, wer wir wirklich sind, über unser gewohntes Selbst hinaus. Wir entdecken und verstehen unsere Bedürfnisse, schaffen Raum, um neue Wege zu ihrer Erfüllung zu finden, statt immer nur den alten Bahnen zu folgen, die unserem Gehirn eingebrannt sind. Ich habe, wie so viele von euch, jahrelang als Chamäleon gelebt. Ich habe Bestätigung im Außen gesucht, weil ich andere Bedürfnisse immer über meine eigenen gestellt habe. Meine Bewusstheit zu schulen hat mir geholfen, dieses Verhalten zu durchbrechen und meine eigene intuitive Stimme zu finden, die mir meine Bedürfnisse aufzeigt.

BEWUSSTHEIT

Halte eine Minute inne und schließe die Augen. Achte darauf, welche Gedanken sich einstellen und welche Empfindungen im Körper aufkommen. Wie fühlt sich der Kontakt deiner Füße zum Boden an? Wie spürst du dieses Buch in deinen Händen? Vielleicht empfindest du Langeweile oder Frustration. Oder du denkst sofort an alles, was du heute noch tun musst. Gratuliere: Du hast Bewusstheit erfahren. Bewusstheit ist der Akt, sich der eigenen Gedanken, Gefühle und Körperempfindungen bewusst zu werden.

Einfach gesagt ist Bewusstheit das Gewahrsein deiner inneren und äußeren Erfahrungen. Viele Menschen glauben, die Stimme in ihren Gedanken seien sie selbst. Wir hängen so sehr an unseren Gedanken, verlieren uns immer wieder darin, dass wir für alle anderen Erfahrungen taub werden. Jetzt fragst du dich vielleicht beim Lesen: Wer bin ich, wenn ich nicht mein Denken bin? Wer denkt diese Gedanken? Das menschliche Wesen, das die Bewusstheit hervorbringt, diese Gedanken zu beobachten? Du bist nicht deine Gedanken.

Fehlt es uns an Bewusstheit, schlafwandeln wir durchs Leben, in einem Zustand, in dem die Dinge uns einfach widerfahren. Diese Reaktivität beraubt uns unserer *Selbstwirksamkeit*, sodass wir uns stets als Opfer der Umstände erleben. Ein Leben voller Bewusstheit heißt, dass wir das Leben im gegenwärtigen Augenblick erfahren. Es gibt uns die Möglichkeit, selbst zu *wählen*, wie wir auf unsere Erfahrungen und das Leben um uns herum reagieren. In der Bewusstheit des gegenwärtigen Augenblicks finden wir die Fähigkeit, uns selbst und unsere Welt zu verändern.

Natürlich werden wir nicht jeden Moment unseres Daseins völlig bewusst erleben. Das ist nahezu unmöglich, vor allem, wenn wir erst anfangen, uns in dieser Methode zu üben. Unser erstes Ziel ist, die Bewusstheit so einzusetzen, dass sie uns einen weiteren Blickwinkel auf uns selbst und unsere Lebenserfahrung ermöglicht. Die folgende Übung heißt: Täglicher Bewusstheits-Check. Jedes einzelne Mitglied des SelfHealers Circle, meiner globalen Community, fängt mit dieser Übung an. Die Ergebnisse sind echt unglaublich. Dies ist der Pfad des Erwachens zu der Wahrheit dessen, wer wir tatsächlich sind.

Täglicher Bewusstheits-Check

Nun, wo wir die Idee der Bewusstheit verstanden haben, können wir diese Praxis auf unser Leben anwenden – beginnen wir also mit dem täglichen Bewusstheits-Check.

Das Leben der meisten Menschen spielt sich fast ausschließlich im Kopf ab, und sie merken nicht, was in ihnen oder um sie herum vorgeht. Um uns unserer selbst und unserer Gewohnheiten bewusst zu werden, müssen wir uns einen Augenblick Zeit nehmen, um uns vom endlosen Gedankenstrom abzukoppeln, der unseren Geist ständig ausfüllt. Wenn du erst einmal merkst, worauf du dein Augenmerk von Sekunde zu Sekunde richtest, wirst du dir deiner selbst und deiner Umgebung stärker gewahr.

Diese Übung wird dir helfen, bewusst zu registrieren, wie oft du auf Autopilot umschaltest, auf dein Gewohnheitsselbst. Wenn wir »bewusstlos« durchs Leben taumeln, gibt der Autopilot unsere Entscheidungen vor. Sobald du erkennst, wie oft das passiert, verstehst du auch, warum du nicht notwendigerweise bist, was du zu sein denkst. Du bist sehr viel mehr als die konditionierten Denk- und Verhaltensmuster, die momentan deine Wirklichkeit und dein Dasein beherrschen. Diese Bewusstheit ist die Grundlage für den Weg zu deinem authentischen Selbst (das du im Innersten schon bist).

Um diese Bewusstheit zu erwecken und dein Selbst-Gewahrsein zu steigern, übst du am besten den Bewusstheits-Check. Formuliere die Absicht, im Laufe des Tages dreimal kurz innezuhalten und zwei Dinge zu checken: was du gerade tust und worauf sich deine Aufmerksamkeit richtet. Als Starthilfe richtest du am besten eine Erinnerung auf dem Smartphone ein, die dich morgens, nachmittags und abends an deinen Vorsatz erinnert.

Wenn dein Handy oder deine Uhr piepst, halte inne und frage dich:

- Was tue ich gerade?
- Worauf richtet sich meine Aufmerksamkeit? Wenn ich in Gedanken verloren bin, was denke ich?

Halte deine Antworten auf den folgenden Leerzeilen fest oder in dem dafür bereitgelegten Notizbuch – wann immer der Wecker losgeht. Betrachte deine Antworten voller Mitgefühl mit dir selbst, voller Neugier und ohne jede Verurteilung.

NIMM DICH SELBST WAHR

Gehst du ganz in deinem Tun auf, wenn das Signal ertönt? Ob du nun Geschirr wäschst, fernsiehst oder mit einem Angehörigen redest: Bist du im gegenwärtigen Moment voll da?

Oder bist du in Gedanken verloren, bei dem Streit von heute Morgen, bei einer überfälligen Rechnung, bei der Begegnung mit der Ex oder der schwierigen Sitzung im Büro, die dich morgen erwartet?

Dir all deiner Gedanken bewusst zu werden kann anfangs unangenehm sein. Du versuchst im Moment aber nicht, etwas zu ändern. Du willst nur herausfinden, wie bewusst du dir bist, indem du dir klarmachst, worauf deine Aufmerksamkeit sich richtet.

Morgen-Check:

Nachmittags-Check:

Abend-Check:

Es ist sehr hilfreich, wenn du diese Übung so lange beibehältst, bis es dir zur Gewohnheit wird, immer mal wieder deinen Bewusstheitsstand abzufragen. Greif auf dieses Instrument zurück, wann immer du möchtest. Vergiss nicht: Es gibt keinen vorgegebenen Zeitplan für diese Übung oder für den Weg insgesamt. Wenn ich diese Übung in meiner Community lehre, dann empfehle ich meist, sie mindestens 30 Tage lang durchzuführen. Viele meiner SelfHealer berichten, dass sie auf den Bewusstheits-Check zurückgreifen, sobald sie das Gefühl haben, eine Auffrischung zu brauchen, weil sie wieder in den Autopilotmodus verfallen. Bewusstheit ist die Grundlage jeder Veränderung. Dieses Werkzeug steht dir dein Leben lang zur Verfügung, wann immer du es benötigst.

Übung zur Bewusstheitsbildung

Bewusstheit aufzubauen heißt, dass wir mehr und mehr Selbst-Gewahrsein entwickeln. Am Anfang des Weges zu unserem erwünschten Selbst steht das nicht wertende Gewahrsein dessen, was wir im Moment *sind*. Richten wir unsere Aufmerksamkeit ganz auf den gegenwärtigen Moment, entsteht diese Bewusstheit. Um an den Ort unserer Wünsche zu gelangen, muss uns klar sein, wo wir im Augenblick stehen.

Es gibt viele Möglichkeiten, Bewusstheit aufzubauen. Entscheidend ist dabei, dass wir am Ball bleiben. Wir würden ja auch nicht ins Fitnessstudio gehen, ein einziges Gewicht heben und erwarten, am nächsten Tag schon viel kräftiger zu sein. Dasselbe gilt in puncto Bewusstwerdung und Heilung. Nur durch ständige Wiederholung der folgenden Übungen werden neue neuronale Pfade im Gehirn angelegt. (Auf Seite 43 findest du mehr über die wissenschaftliche Seite der neuen neuronalen Schaltkreise.)

Die folgenden fünf Übungen kannst du täglich machen. Sie gehören in deinen Werkzeugkasten. Achte bei jeder Übung darauf, wie du sie erlebst, und schreib es auf.

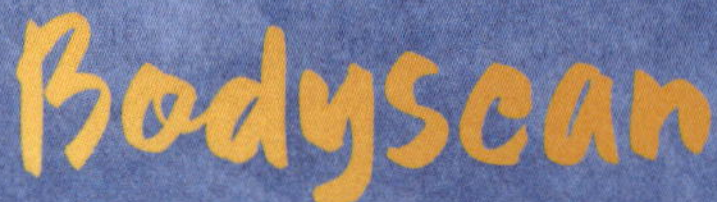

Werde dir deiner Empfindungen in den verschiedenen Körperteilen bewusst.

- **Suche dir einen Ort, an dem du einige Zeit ungestört bist. Setze oder lege dich bequem hin. Wenn du dich damit sicher fühlst, schließ die Augen.**
- **Atme zwei Mal tief ein und aus. Spüre nach, wie sich dein Körper in diesen Moment hinein entspannt.**
- **Nimm dir Zeit, den verschiedenen Empfindungen in deinem Körper nachzugehen.**
- **Fang am Scheitelpunkt an und gehe den Körper dann nach unten durch: Hals, Schultern, Brustkorb, Bauchraum bis hinunter zu den Zehenspitzen.**
- **Halte auf den Leerzeilen unten fest, was dir auffällt, während du dir deiner körperlichen Empfindungen bewusst wirst.**

BEWUSSTE BEWEGUNG

Nimm wahr, wie dein Körper sich durch den Tag bewegt.

- Überprüfe im Laufe des Tages immer mal wieder, wie deine Muskeln sich anfühlen. Spürst du Veränderungen, was An- oder Entspannung angeht?
- Achte darauf, was du gerade *tust*, wenn sich solche Veränderungen einstellen.
- Spüre nach, wie es ist, in deinem Körper zu sein, wenn du dich streckst, den Abwasch machst, zum Briefkasten gehst oder Sport treibst. Spüre nach, wie deine Muskeln sich an- und entspannen. Wie fühlen deine Schultern sich an, wenn sie locker sind oder wenn sie sich verkrampfen? Achte darauf, ob du den Kiefer anspannst und den Bauch beim Atmen locker lässt oder nicht.
- Halte unten fest, was dir auffällt, während du auf Muskeln und Körper besser achtest.

GENIESSEN

Genuss erlaubt uns, uns an der Einfachheit des Lebens zu erfreuen. Werde dir bewusst, wie oft du dir Zeit gönnst, um wirklich alles in dich aufzunehmen: den Geschmack von Nahrung, den Klang von Musik, die Wärme des Wassers unter der Dusche.

- Geh deinen Tag mit allen fünf Sinnen an (Sehen, Hören, Schmecken, Berühren und Fühlen). So erlebst du jeden noch so kurzen Moment in all seiner Fülle. Wie fühlt sich dein Körper dabei an?
- Diese Übung kannst du immer machen, wenn deine Sinne mit einer Erfahrung beschäftigt sind: beim Essen, beim Trinken, beim Musikhören, beim Spazierengehen in der freien Natur etc. Öffne dich ganz deiner Sinneserfahrung, sodass du voll auskosten kannst, was du in jenem Moment wahrnimmst.
- Halte im Folgenden fest, was du erlebst, wenn du mit allen Facetten in dich aufnimmst, was du täglich durch deine Sinne erfährst. Ändert sich dein Erleben dabei?

BEWUSSTE ATMUNG

Werde dir bewusst, wie oft du deinen Atem bewusst wahrnimmst.

- Fang damit an, dir mehrmals am Tag deine Atmung bewusst zu machen.
- Welche Erlebnisse oder Gedanken verändern dein Atemmuster?
- Hältst du den Atem an, wenn du an eine stressige Erfahrung denkst oder sie gerade erlebst? Wann wird deine Atmung schneller und flacher? Wann, wenn überhaupt, atmest du tiefer und langsamer?
- Halte hier unten fest, was dir auffällt, wenn du deine Aufmerksamkeit auf deine Atmung lenkst.

BEWUSSTES HÖREN

Mach dir bewusst, wie oft du anderen aktiv zuhörst, wenn sie mit dir reden. Aktiv zuhören heißt: Du hörst, was dein Gegenüber sagt, ohne dir schon zu überlegen, was du erwidern wirst, oder gedanklich woanders zu sein.

- Nimm wahr, wie oft du dich in Gedanken verlierst, wenn jemand mit dir redet. *Worüber wird gesprochen, wenn dir das passiert? Wovon wird deine Aufmerksamkeit abgelenkt? Wann bist du hingegen besonders aufmerksam? Wann, wenn überhaupt, bist du in der Lage, ohne Ablenkung zuzuhören?*
- Halte im Folgenden fest, was dir auffällt, wenn du dir deiner Hörgewohnheiten bewusst wirst:

____

____

____

WIE GUT KENNST DU DEIN SELBST?

Nun, wo du dich auf den Weg der Selbsterforschung begibst, brauchst du einen Bezugspunkt. Also nimm dir Zeit für den folgenden Fragebogen. Damit kannst du deinen momentanen Grad an Bewusstheit erkunden. Am Ende dieses Buches wirst du diesen Fragebogen noch einmal ausfüllen. So kannst du herausfinden, wie weit du gekommen bist bei der Entdeckung, Freilegung und Verkörperung deines authentischen Selbst. Vergiss nicht: Habe Mitgefühl mit dir. Du stehst gerade am Anfang.

Ich weiß, was ich gerne tue oder was mir Spaß macht.

_____ Keine Ahnung

_____ Irgendwie schon

_____ Absolut

Ich kann in Stille mit mir allein sein, ohne mich ablenken oder beschäftigen zu müssen.

____ Keine Ahnung

____ Irgendwie schon

____ Absolut

Ich weiß, was für mich im Leben wichtig und bedeutsam ist.

____ Keine Ahnung

____ Irgendwie schon

____ Absolut

Ich weiß, was mich inspiriert oder mir guttut.

____ Keine Ahnung

____ Irgendwie schon

____ Absolut

Ich weiß, wie meine verschiedenen Bedürfnisse aussehen.

____ Keine Ahnung

____ Irgendwie schon

____ Absolut

Ich weiß, wie ich jemanden bitte, mir bei der Erfüllung meiner Bedürfnisse zu helfen (wenn ich sie nicht allein erfüllen kann).

____ Keine Ahnung

____ Irgendwie schon

____ Absolut

Wenn mir etwas zu viel wird, kann ich um Hilfe bitten.

____ Keine Ahnung

____ Irgendwie schon

____ Absolut

Ich weiß, wenn ich mich in einer Situation nicht sicher fühle.

_____ Keine Ahnung

_____ Irgendwie schon

_____ Absolut

Ich merke es, wenn ich stark unter Stress stehe und keine wichtigen Entscheidungen treffen sollte.

_____ Keine Ahnung

_____ Irgendwie schon

_____ Absolut

Ich weiß, wonach ich in meinen Beziehungen suche.

_____ Keine Ahnung

_____ Irgendwie schon

_____ Absolut

Ich weiß, warum ich manche Dinge in der Vergangenheit getan habe und verstehe mein damaliges Selbst.

_____ Keine Ahnung

_____ Irgendwie schon

_____ Absolut

Ich merke es, wenn ich nicht freundlich zu mir bin. (Mich fertigmache, kritisiere, mit anderen vergleiche.)

_____ Keine Ahnung

_____ Irgendwie schon

_____ Absolut

Ich weiß, wann mein Körper Bewegung braucht und wann Ruhe.

_____ Keine Ahnung

_____ Irgendwie schon

_____ Absolut

Ich kenne den Unterschied zwischen echtem Hunger und dem Verlangen, etwas zu essen, um mich abzulenken oder meine Emotionen zu betäuben.

____ Keine Ahnung

____ Irgendwie schon

____ Absolut

Wenn ich mich aufrege, bin ich mir darüber bewusst, in welche Verhaltensmuster ich verfalle. (Schweigen, Schreien, Ablenken, Dissoziation)

____ Keine Ahnung

____ Irgendwie schon

____ Absolut

Ich merke es, wenn ich etwas tue, um anderen zu gefallen, und nicht, weil ich es wirklich möchte.

____ Keine Ahnung

____ Irgendwie schon

____ Absolut

DIE NEUROWISSENSCHAFTLICHE SEITE DES WANDELS

Auch wenn unser Gewohnheitsselbst uns in alten Mustern gefangen hält, die unser wahres Selbst nicht widerspiegeln, gibt es eine gute Nachricht: Das ist nicht unvermeidlich unser Schicksal. Unser Gehirn ist kein statisches, unveränderliches Organ, sondern wandelt sich im Laufe unseres Lebens. Man spricht hier von *Neuroplastizität*. 1968 entdeckte Bruce McEwen, dass Stress zwar unser Gehirn verändert, es in manchen Arealen sogar schrumpfen lassen kann, doch dass dieser Effekt nicht unbedingt von Dauer ist. Tatsächlich kann sich unser Gehirn ständig neu vernetzen, indem es neue Synapsen und neuronale Pfade ausbildet. Diesen Vorgang nennt man Neurogenese. So bewies McEwen zum ersten Mal, dass das Gehirn eines Erwachsenen plastisch, das heißt veränderlich, ist, wohingegen man früher glaubte, es arbeite wie ein Computer mit einem ein für alle Mal feststehenden Programm.

Unser Gehirn verändert sich ständig, indem es häufig genutzte Synapsen und neuronale Pfade verstärkt und jene aufgibt, die wir kaum gebrauchen. Die Gedanken und Handlungen, die wir täglich wiederholen, verstärken manche Synapsen, während andere schwächer werden. Die meisten Erwachsenen weisen nur noch etwa die Hälfte der neuronalen Verbindungen auf, die sie als Kind hatten.

Überlege nur einmal: Du hast vermutlich schon unzählige Male die gleichen Gedanken gedacht, die gleichen Gefühle gefühlt und die gleichen Verhaltensweisen an den Tag gelegt. Auf diese Weise hast du in deinem Gehirn Pfade geschaffen, die deine aktuelle neurologische Struktur bestimmen. Und diese wiederum prägt, wie du alles in deinem Leben wahrnimmst. Zum Glück können wir unser Gehirn mit bewussten täglich praktizierten Übungen unterstützen, neue neuronale Pfade zu legen.

Diese drei Fakten solltest du auf deinem Weg im Gedächtnis behalten:

1. Neue neuronale Pfade entstehen durch konsequente, tägliche Wiederholung.
2. Etwas Neues zu lernen oder auszuprobieren ist der beste Weg, unsere Neuroplastizität anzukurbeln. Und das machst du schon, indem du dich auf diese Reise begibst!
3. Während sich die neuen neuronalen Pfade bilden, wirst du einen mentalen Widerstand spüren, ein natürliches Unwohlsein, das uns alle befällt, wenn eine Veränderung ansteht. Du bist schnell frustriert, würdest am liebsten herumtrödeln und hast keine Lust weiterzumachen. Das ist in diesem Transformationsprozess eine ganz normale Erfahrung, mit der jeder kämpft. Du tust dein Werk, wenn du einfach weitermachst.

Bevor wir zur nächsten Übung übergehen, ist es sinnvoll, ein Verständnis für die mentalen Widerstände zu entwickeln, auf die du immer wieder stoßen wirst. Unser Hirn kann sich zwar unser Leben lang wandeln, aber dass die Veränderung von Gewohnheiten so schwierig ist, hat seinen Grund. Neue neuronale Pfade zu schaffen kostet unendlich viel mentale Energie. Unser Gehirn ist aufs Überleben ausgerichtet. Es stuft alle unbekannten oder nicht vertrauten Erfahrungen unbewusst als Bedrohung ein. Es hat gelernt, Situationen zu schätzen, die es vorhersagen oder kontrollieren kann, und mag es, bei unseren Handlungen mit den gewohnten Resultaten rechnen zu können. Das steckt hinter der Aufschieberitis, die so viele von uns kennen. Und dieser Umstand ist auch für die Ängste verantwortlich, die viele von uns angesichts bevorstehender Veränderungen befallen. Die meisten Menschen bleiben stecken, weil sie etwas »lieber später« machen oder neue Gewohnheiten nach kurzer Zeit wieder aufgeben. Dass fast alle Menschen irgendwann vor dieser Mauer persönlicher Widerstände stehen, hilft uns, die Scham zu überwinden, wenn wir »scheitern« oder gewünschte neue Gewohnheiten nicht durchhalten.

Da unsere Gewohnheiten (und die damit verbundenen neuronalen Pfade) sich über Jahre oder Jahrzehnte herausgebildet haben, solltest du darauf vorbereitet sein, dass dir auf deinem Weg der Transformation Widerstände und Ängste begegnen. Das Unbekannte ist furchterregend. Also gönn dir zwischendrin eine Pause und sei nett zu dir selbst, wenn du diesen Weg gehst. Mit fortschreitender Zeit und Übung wirst du lernen, dass du dieses unangenehme Gefühl vertrauensvoll zulassen kannst.

EIN KLEINES TÄGLICHES VERSPRECHEN RICHTUNG Selbstermächtigung

Dein Unbewusstes will nicht, dass du dich änderst – so gut deine Argumente auch sein mögen. Es zieht die Sicherheit des Gewohnten und Vertrauten vor. Durch einen endlosen Strom von Gedanken oder neue und unangenehme körperliche Empfindungen setzt unser Unbewusstes jedem Wandel Widerstand entgegen. Du kennst diesen Widerstand vermutlich, wenn du schon mal versucht hast, neue Gewohnheiten einzuüben, nur um wenig später in alte Muster zurückzufallen. Das gehört zur Veränderung einfach dazu. Doch wenn wir zu unseren alten Gewohnheiten zurückkehren, verraten wir uns selbst und verlieren dabei unser Selbstvertrauen. Dieses Selbstvertrauen wieder aufzubauen ist ein wichtiger Teil deiner Reise zur Transformation.

Mach es dir zur Gewohnheit, dir jeden Tag ein Versprechen zu geben und es zu halten. Immer wenn du dieses Versprechen hältst, und sei es noch so klein (Tatsächlich solltest du klein anfangen, damit die Widerstände deine Energie nicht aufzehren!), bringst du deine Absicht mit deinem täglichen Tun in Einklang. Auf diese Weise gewinnst du dein Selbstvertrauen zurück. Wenn du siehst, dass du diese kleinen Versprechen halten kannst und der versprochene Wandel sich einstellt, findest du auch die Kraft, auf deinem Weg Kurs zu halten.

AFFIRMATIONEN

Affirmationen sind Aussagen, die du leise oder laut aussprichst. Sie helfen dir, neue synaptische Verbindungen im Gehirn zu schaffen. Da der Großteil der Affirmationen für den Beginn einer neuen Überzeugung steht (ja, Überzeugungen sind praktizierte Gedanken, die in deiner gelebten Erfahrung wurzeln), fühlt es sich wahrscheinlich anfangs seltsam an, sie auszusprechen. Womöglich kommst du dir dabei ein bisschen dumm vor. Diese Übung ist vor allem dann schwierig, wenn du als Kind nicht viel positive Verstärkung erfahren hast. Oder wenn du mit Erwachsenen gelebt hast, die kaum etwas Positives über sich selbst zu sagen wussten. Ich habe die Affirmationen so schlicht und zugänglich wie möglich formuliert, damit wir alle sie nutzen können, an welchem Punkt unserer Reise wir auch stehen. Wenn du deine Affirmationen übst, werden sie sich mit der Zeit immer wahrer und machbarer anfühlen. Und du wirst merken, dass dein Gehirn dich mehr und mehr unterstützt, weil es immer öfter Belege dafür findet, dass deine Affirmationen der Wahrheit entsprechen.

SELBSTBEOBACHTUNG

Nun wissen wir, was unser Gewohnheitsselbst ist, und können darangehen, es zu beobachten. Damit du alles aus diesem Arbeitsbuch herausholen kannst, *musst du dich selbst erforschen.* Denn es ist eine Sache, diese Ideen zu kennen, eine ganze andere aber, dich auf dieses Werk einzulassen und die entsprechenden Lernerfahrungen zu machen.

»Selbstbeobachtung« heißt, dass wir uns selbst zusehen. Ich stelle mir das immer so vor, als schaute ich von oben auf mich herunter. Ich verlasse meine enge persönliche Perspektive und schaue mir zu. Der Großteil von uns verbringt seine Zeit damit, sich auf andere Menschen, deren Bedürfnisse und Erfahrungen zu konzentrieren. Wir spekulieren, was unsere Partnerin von uns wohl denken mag, ob unsere Mutter unsere Entscheidungen gutheißt oder ein neuer Freund sich von unseren Worten vielleicht beleidigt fühlt. Solche Reaktionen haben ihre Wurzeln in der Kindheit, wo sich die meisten von uns auf ihre Bezugsperson (deren Emotionen, Reaktionen und Verhaltensweisen) konzentrieren mussten, um sich sicher zu fühlen. Diesen Zustand, in dem wir uns mehr als bewusst sind, wie andere uns wahrnehmen, nennt man Hypervigilanz. Mit ihm beginnt unsere Gewohnheit, uns ganz auf die Außenwelt zu konzentrieren.

Dieses Muster sitzt tief in uns, vor allem bei Menschen, die soziale Ängste haben und zwanghaft darauf angewiesen sind, ob andere sie mögen oder akzeptieren. Soziale Ängste sind ein Symptom, eine psychische oder physische Botschaft. Da so viele von uns in früheren Beziehungen Schmerz und Verletzung erfahren haben, ist es nur natürlich, dass sich uns in neuen sozialen Situationen die Nackenhaare sträuben. Was wir als Angst erleben, ist eine körperliche oder geistige Reaktion, die sagt: »Das ist neu. Ich muss aufpassen, denn ich habe die Erfahrung gemacht, dass ich mich mit manchen Menschen nicht sicher fühlen kann.«

Wenn wir uns ständig auf die mentalen und körperlichen Bedürfnisse anderer konzentrieren, kommen unsere eigenen zu kurz. Auf Partnersuche zum Beispiel sorgen sich die meisten Menschen, ob der oder die andere sie auch mag. Sie fragen sich nie, ob sie ihrerseits diesen Menschen mögen. Oder wie es sich körperlich anfühlt, in der Nähe dieses Menschen zu sein.

Um unser authentisches Selbst zu entdecken, müssen wir uns selbst besser kennenlernen. Wir müssen beginnen, unsere üblichen Gedanken, Verhaltensweisen und emotionalen, mentalen und körperlichen Reaktionen zu sehen. Die Selbstbeobachtung fühlt sich am Anfang merkwürdig an. Das ist in Ordnung. Vergiss nur nicht, dir hin und wieder eine Pause zu gönnen, wenn du merkst, dass dir alles zu viel wird. Je mehr du dich auf diesen Weg einlässt, umso bewusster werden dir deine Bedürfnisse und Gefühle, aber auch deine Grenzen.

Vielleicht gefällt dir nicht, was du zu sehen bekommst. Du merkst unter Umständen, dass du voller Kritik und Schamgefühle steckst. Es ist wichtig, neutral beziehungsweise objektiv an das Ganze heranzugehen. Widerstehe der Versuchung, das, was du siehst, als »gut« oder »schlecht« zu bezeichnen. Viele von uns belegen das, was sie denken, erfahren oder tun, unbewusst gleich mit einer Wertung. Achte darauf, welche Worte du verwendest, wenn du die unterschiedlichen Aspekte deiner Wirklichkeit als »gut« oder »schlecht« bezeichnest. Du wirst vermutlich feststellen, dass du mit der Realität häufig nicht einverstanden bist, dass du häufig denkst, du »solltest« so oder so sein oder nicht sein. Mit der Zeit wirst du lernen, dich auch in diesen Momenten zu entspannen. Übe dich in Hingabe. Hingabe heißt: Du lässt zu, was ist, und versuchst nicht, es zu verändern.

Wenn du mithilfe der Übungen hier den Pfad der Selbstbeobachtung beschreitest, mach dir klar, dass du auf Dinge stoßen wirst, die du nicht akzeptieren willst. Ich stoße immer wieder auf Teile meiner selbst, die mir nicht gefallen. Das gehört zum Menschsein dazu. Was auch immer du für Gedanken oder Gefühle bemerkst, es ist okay. Zwischen einer ständigen kritischen Selbstanalyse und der Selbstbeobachtung gibt es einen wichtigen Unterschied. Das Ziel der Selbstbeobachtung ist, dass du dich klar siehst – auf wertfreie, mitfühlende und annehmende Weise. Behalte dies im Hinterkopf, während wir den nächsten Schritt auf deinem Weg gehen: dir dein Gewohnheitsselbst anzuschauen.

WIE DU Affirmationen NUTZT

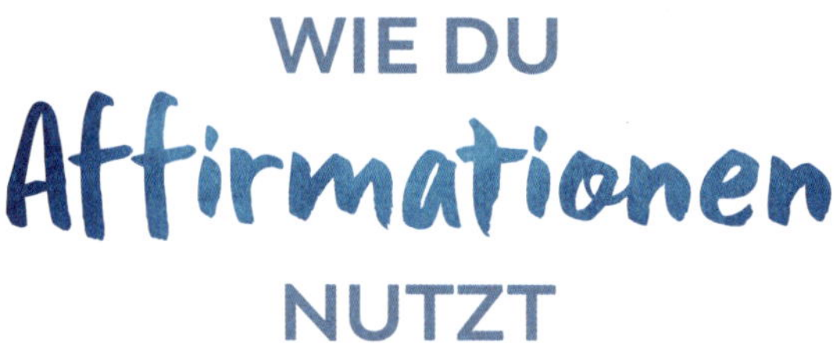

Wiederholung ist der entscheidende Punkt beim Schaffen neuer neuronaler Pfade. Sprich diese Affirmationen also mindestens einmal pro Tag. Das sollte nicht mehr als ein oder zwei Minuten dauern.

Schreibe sie in dein Tagebuch oder auf ein Post-It, das du über dein Bett klebst. Oder an den Kühlschrank oder die Sonnenblende im Auto. Wo auch immer du sie im Laufe des Tages am häufigsten siehst!

Atme tief ein und aus. Während du die Affirmationen wiederholst, spüre im Körper nach, wie es sich anfühlt, wenn das Gesagte bereits Wirklichkeit wäre. Mit der Zeit wird dir das leichtfallen.

Affirmationen zur Selbsttransformation

Jeden Tag lerne ich mehr darüber, wer ich tatsächlich bin.
Ich wachse Tag für Tag.
Ich kreiere meine Lebenserfahrung selbst. Ich habe die Wahl, wie ich auf meine Umwelt reagiere.
Ich bin sicher.
Ich bin es wert, geliebt und geschätzt zu werden. Ich liebe und schätze mich selbst jeden Tag.
Ich schätze mich und alles, was mich einzigartig macht.
Ich habe Gaben in mir, die sich allmählich zeigen.
Mein Leben hat einen Sinn.
Ich vergebe mir selbst.
Meine Vergangenheit ist nicht mein Selbst.
Ich bin stolz auf mich und auf alles, was ich getan habe, um zu dem Menschen zu werden, der ich heute bin.
Ich treffe jeden Tag Entscheidungen, die mein besseres Selbst schaffen.

SEI PRÄSENT BEI DEM, was ist

Wir alle müssen hin und wieder Dinge tun, die wir nicht mögen – abwaschen, den Müll raustragen, E-Mails oder Anrufe beantworten. Und viele Menschen machen sich diese Aufgaben noch schwerer, indem sie Widerstände dagegen aufbauen. Wenn wir schon vorab gegen die Wirklichkeit ankämpfen (indem wir uns wünschen, wir müssten das nicht tun), machen wir uns nur mehr Stress.

Übe dich darin, die anstehende Aufgabe als etwas zu betrachten, wofür du dich entschieden hast. Das ist ein Schritt in Richtung auf dein Ziel. Wann immer du bemerkst, dass du denkst, *du solltest* ..., dann mache daraus ein »ich möchte ...«. Aus »Ich muss den Abwasch machen« wird so: »Ich mache den Abwasch, weil ich gerne eine saubere Küche habe.« Achte darauf, wie sich das im Körper anfühlt, wenn du dir sprachlich mehr Energie schenkst.

WIE DU DIR BEGEGNEST UND DICH VERÄNDERST

Der Großteil dessen, was wir heute sind, ist also das Ergebnis unserer Konditionierung. Durch Selbstbeobachtung merken wir, dass wir die Wahl haben; wir können neue Entscheidungen für unser Leben treffen. Das Arbeitsbuch wird dir zeigen, wie du den Weg zu deinem authentischen Selbst findest. Alle Übungen bauen auf den Stufen des nachstehend beschriebenen Transformationsprozesses auf:

Schritt 1: Sieh dich selbst. Fang an zu erforschen, mit welchen Umständen, Erfahrungen oder Menschen du dich sicher fühlst (offen und empfangsbereit) und deine Bedürfnisse erfüllen kannst.

- Werde zur objektiven Zeugin deiner Konditionierung (Kapitel 2 und 3), die deine aktuellen Entscheidungen prägt.
- Mach dir dein Gewohnheitsselbst bewusst, damit du es von deinem authentischen Selbst unterscheiden kannst, deinem inneren Leitstern (*Intuition*).

Schritt 2: Stärke dich. Achte ganz bewusst auf die Empfindungen, die deine Intuition begleiten, damit du die Bedürfnisse deines authentischen Selbst erfüllen kannst. (Siehe dazu die folgende Illustration.) Dieser Leitstern führt dich durch deine verschiedenen Alltagserfahrungen.

BEDÜRFNISPYRAMIDE DES AUTHENTISCHEN SELBST

Du weißt vermutlich, welche Bedürfnisse erfüllt sein müssen, damit dein Überleben gesichert ist: Nahrung, Wasser, Obdach, Sauerstoff. Doch wir haben auch tiefergehende Bedürfnisse, die unserer Seele, unserer inneren Essenz entspringen. Sind unsere emotionalen und spirituellen Bedürfnisse erfüllt, wachsen und gedeihen wir, fühlen uns inspiriert und gehen voller Neugier auf die Welt zu.

Mithilfe dieser Pyramide kannst du deine tieferen Bedürfnisse erkennen und dir darüber klar werden, welche deiner Bedürfnisse gerade erfüllt werden und welche nicht. Wenn du durch dieses Buch lernst, auch deine bisher unerfüllten Bedürfnisse zu erfüllen, achte darauf, wie du dich dabei fühlst und wie sich dein Leben allmählich verändert.

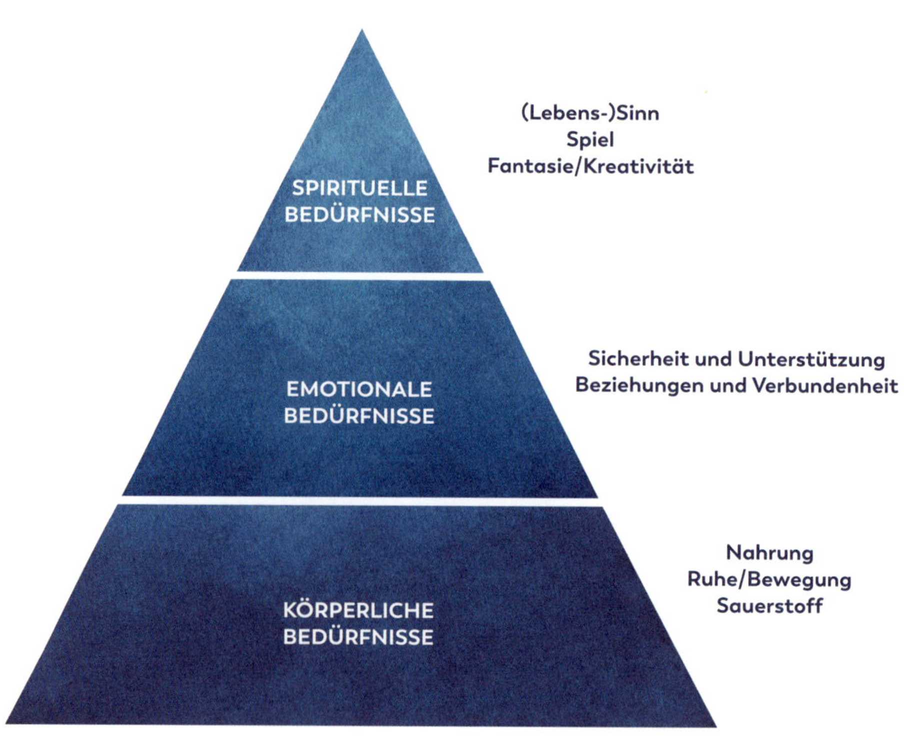

NACHDEM DU DIE ÜBUNGEN IN TEIL I GEMACHT HAST, WIRST DU

dein Gewohnheitsselbst kennen,

den Bewusstheits-Check durchführen können,

die Selbstbeobachtung beherrschen,

mit der Kraft der Neuroplastizität einen Wandel bewirken.

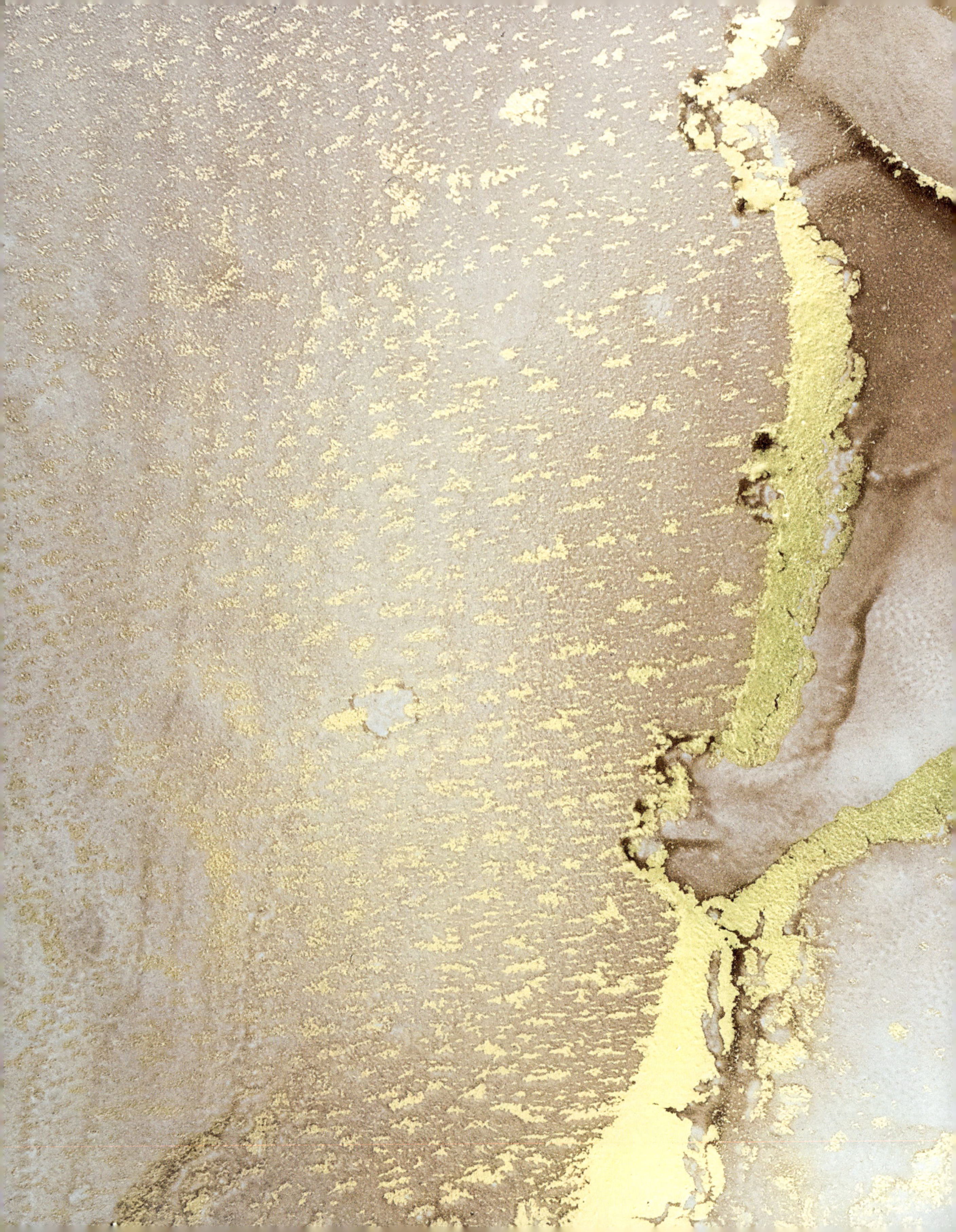

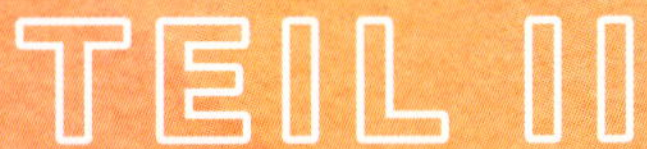

TEIL II

ERKUNDE DEIN GEWOHNHEITS-SELBST

DIE HEIMKEHR IN DEINEN KÖRPER

IN TEIL II WIRST DU LERNEN:

Was es heißt, in einem konditionierten Körper zu leben

Wie deine derzeitigen Gewohnheiten in Sachen Selbstfürsorge aussehen und welchen Einfluss das auf dich hat

Welches Bild du von deinem Körper hast und woher dieses Bild kommt

Wie du durch Achtsamkeit auf den Körper deine wahren körperlichen Bedürfnisse erkennen und erfüllen kannst

Der nächste Schritt auf unserer Reise ist die Heimkehr in unseren Körper. Viele von uns haben sich aus ihrem Körper verabschiedet, sei es, weil wir uns massiv unter Druck fühlen, sei es wegen eines ungelösten Traumas, das als ständige Angst im Körper fortlebt. Vielleicht haben wir ein gestörtes Verhältnis zu unserem Körper und fixieren uns auf unser Erscheinungsbild. Oder wir schämen uns für ihn und blenden alles aus, was damit zu tun hat. Wie auch immer du zu deinem Körper im Moment stehst, im nächsten Schritt lernst du, dich wieder mit ihm zu verbinden und dich gut um ihn zu kümmern.

Wenn wir gut für unser physisches Selbst sorgen, macht uns das resilienter gegen Stress und andere emotional belastende Erfahrungen. Hast du dich schon sehr lange von deinem Körper abgespalten, dann hast du vermutlich viele körperliche Bedürfnisse vernachlässigt. Wenn du nun lernst, diese Bedürfnisse zu erkennen und zu befriedigen, schaffst du dir einen sicheren »Hafen«, in den du nach einer belastenden Erfahrung zurückkehren kannst.

Wenn unsere körperlichen Bedürfnisse erfüllt werden, signalisiert der Körper unserem Gehirn, dass wir sicher sind und uns hier und jetzt entspannen können. Aber er signalisiert uns auch, wenn seine Bedürfnisse nicht erfüllt werden. Bei den Übungen aus diesem Teil des Arbeitsbuches wirst du diese Signale deutlich spüren: ein Grummeln im Magen, wenn du Hunger hast; schmerzende Muskeln, wenn du müde oder gestresst bist; ein beschleunigter Atem, wenn du dir Sorgen machst oder dich aufregst. Das alles sind wichtige Botschaften, die dein Körper dir sendet. Wenn du in deinem Körper gut verankert bist, kannst du seine Botschaften hören und auf seine Bedürfnisse reagieren.

Arbeitest du diesen Teil des Buches durch, wirst du immer hellhöriger für diese feinen Botschaften – ein Zeichen, dass du auf dem richtigen Weg bist. Natürlich befinden sich nicht alle Menschen in der privilegierten Situation, dass sie ihre Bedürfnisse mühelos erfüllen können. Viele von uns leben in einem unsicheren Umfeld und haben nicht die Ressourcen, die sie brauchen. Sie haben keine flexiblen Arbeitszeiten, müssen für ihre Kinder oder ältere Verwandte sorgen und schlagen sich mit anderen Pflichten herum, die sie in Beschlag nehmen. Doch allen Hindernissen zum Trotz: Je aufmerksamer wir auf unseren Körper hören, desto häufiger können wir mit kleinen Maßnahmen seinen Bedürfnissen gerecht werden.

WARUM DU MIT DIR UMGEHST, WIE DU ES TUST

»Selbstfürsorge« ist heute nicht ohne Grund ein Modewort: Wie wir mit uns selbst umgehen, hat Einfluss auf jeden Aspekt unseres Lebens, auch auf unsere Beziehungen. »Selbstfürsorge« hat häufig den Beigeschmack von Luxus, zum Beispiel sich eine Gesichtsbehandlung, einen Wellness-Urlaub oder andere Dinge zu gönnen. Zwar sind dies durchaus Formen der Selbstfürsorge, doch die Selbstfürsorge, die uns hier interessiert, ist viel einfacher und elementarer. Gemeinsam werden wir uns ansehen, wie wir mit kleinen Maßnahmen für unseren Körper, unsere Emotionen und letztlich auch für unsere spirituellen Bedürfnisse sorgen können. Das kann etwas so Simples sein wie ein Glas Wasser zu trinken, wenn wir Durst haben, den Partner, die Partnerin oder unsere Gemeinschaft um Hilfe zu bitten, wenn wir es allein nicht schaffen, oder Grenzen zu setzen, wenn wir uns ausruhen müssen.

Als wir Kinder waren, haben unsere Bezugspersonen auf die unterschiedlichste Weise für uns gesorgt, weil sich unsere körperlichen und emotionalen Bedürfnisse mit der Zeit verändert haben. Sind unsere Eltern uns meist mit Liebe, Mitgefühl, Akzeptanz und Geduld begegnet, haben wir vermutlich die Überzeugung verinnerlicht, dass wir es wert sind, dass man uns liebt, versorgt und unsere Bedürfnisse erfüllt. Und im Laufe der Zeit haben wir dann gelernt, uns selbst gut um uns zu kümmern.

Haben unsere Bezugspersonen uns aber Ablehnung, Wut, Desinteresse oder Ungeduld entgegengebracht, glauben wir irgendwann vielleicht, dass wir es nicht wert sind, dass man sich um uns und unsere Bedürfnisse kümmert. Diese Überzeugungen schleppen wir dann jahrelang mit uns herum. Wir lernen, die Selbstfürsorge letztlich ganz aufzugeben.

Aus meiner Arbeit weiß ich, dass man uns in Familien typischerweise fünf Formen der Selbstfürsorge vorlebt. Auf der nächsten Seite habe ich diese Formen aufgelistet und mit Beispielen versehen. Nimm dir Zeit, um schriftlich festzuhalten, welche davon du aus deiner Kindheit kennst.

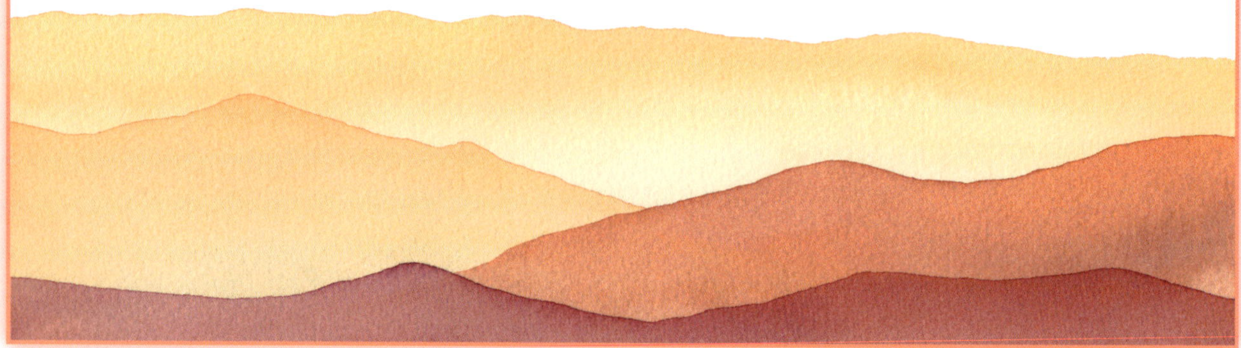

VERNACHLÄSSIGUNG/ABWESENHEIT

_____ Körperliche Bedürfnisse werden kaum erfüllt (häufig in Familien, wo die Eltern mehrere Jobs haben, unter dissoziativen Störungen leiden, desinteressiert oder süchtig sind).

_____ Es fehlt an Bewusstsein für Themen wie gesunde Ernährung, ausreichend Ruhe und Bewegung, geregelten Schlaf, klare Vorgaben und Grenzen. Das führt häufig dazu, dass wir uns selbst körperlich vernachlässigen.

EMOTIONALE DISTANZ ODER ÜBERFORDERUNG

_____ Körperliche und materielle Bedürfnisse werden zuverlässig erfüllt, emotionale ignoriert.

_____ Es wird großer Wert gelegt auf Aussehen, Leistung oder Sicherung des Lebensunterhalts. Die Betroffenen suchen meist ihr Leben lang nach äußerer Anerkennung.

ÜBERENGAGIERTE ODER HELIKOPTER-ELTERN

_____ Übersteigerte Aufmerksamkeit auf körperliche Bedürfnisse und/oder äußere Erscheinung

_____ Auf Angst basierende übertriebene Einmischung und Kontrolle. Die Betroffenen brauchen Führung und Bestätigung von außen.

KRISENFÜRSORGE

_____ Körperliche Bedürfnisse werden am konsequentesten (und manchmal ausschließlich) während einer Krankheit erfüllt.

_____ Das Gefühl von Nähe und Verbundenheit wird nur in Krisensituationen hergestellt. Fremde und eigene Bedürfnisse werden verwechselt. Häufig wird versucht, emotionale Bedürfnisse durch Akte körperlicher Fürsorge zu befriedigen.

VERLETZUNGEN UND MISSBRAUCH

_____ Das körperliche Bedürfnis nach Sicherheit wird bewusst verletzt oder instrumentalisiert (häufig in Familien, in denen körperliche, verbale oder sexualisierte Gewalt üblich ist).

_____ Für die Betroffenen geht es um das reine Überleben, unter völliger Missachtung aller anderen (emotionalen oder *spirituellen*) Bedürfnisse.

Wenn du herausgefunden hast, welche Form der Selbstfürsorge du als Kind erlebt hast (und dich daran erinnerst, wie deine Bezugspersonen für sich gesorgt haben), kannst du aktuell besser für dich sorgen und neue, konstruktivere Gewohnheiten entwickeln.

DEIN KONDITIONIERTER KÖRPER

Nicht nur unser Geist, auch unser Körper hat einen Konditionierungsprozess hinter sich. Üblicherweise läuft er auf Autopilot: Essen, Bewegung/Ruhe und Schlaf folgen Routinen, ohne dass wir darüber nachdenken. Zum Glück gibt es unbewusste Prozesse, die Verdauung, Atmung, Stoffwechsel, Hormonhaushalt und sonstige lebenswichtige Funktionen steuern.

Von klein auf sehen wir bei anderen Menschen Selbstfürsorge-Routinen, die wir nachmachen und körperlich beziehungsweise mental abspeichern. Wir registrieren nicht nur, wie *für uns* gesorgt wird, wir beobachten auch, *wie unsere Bezugspersonen* essen, wie sie über ihren Körper reden und sich um ihn kümmern. Wer eine Bezugsperson hatte, die an ihrem Körper stets etwas auszusetzen hatte, schämt sich vielleicht für den eigenen Körper oder hat diesbezüglich wenig Selbstvertrauen. Hat eine Bezugsperson ständig Diät gehalten, übernimmst du vielleicht diese Gewohnheiten im Glauben, dass dein Körper durch Abnehmen endlich »gut genug« ist«, um geliebt oder akzeptiert zu werden. Solche Botschaften werden noch verstärkt durch die Medien, die seit jeher den schlanken Körper als schöner und begehrenswerter darstellen.

Mitunter fielen die Botschaften, die wir über unseren Körper erhalten haben, noch unverblümter aus. Viele von uns mussten sich anhören, wie ihre Eltern ihr Aussehen kommentierten, ihnen zum Beispiel Süßigkeiten verboten und ihren Körper mit dem von Geschwistern, Verwandten, Mitschülerinnen oder Freunden verglichen. Aus diesen Botschaften, die wir als Kind empfangen, formen wir Überzeugungen wie: »Mein Körper ist nicht gut genug.« Und: »Mein Körper ist nicht reizvoll.« Oder: »Andere Körper verdienen Liebe und Anerkennung mehr als meiner.« Und natürlich: »Ich muss so aussehen wie sie, damit auch mein Körper es wert ist, akzeptiert zu werden.«

Doch nicht nur der Körperumfang, auch andere Merkmale sind klassische Zielscheiben des Bodyshamings. So haben die meisten von uns als Kinder im Kino oder Fernsehen kaum je unterschiedliche Ethnien und Hautfarben erlebt. Diese mangelnde Repräsentation hat tiefgreifende Folgen. Ihre unbewusste Botschaft lautet: In unserer Gesellschaft gibt es nur einen Typ Mensch, der akzeptabel, attraktiv oder begehrenswert ist. Zum Glück kommen hier die Dinge langsam in Bewegung, und wir sehen in den Medien häufiger sehr verschiedene Körper. Dies ist ein wichtiger Schritt, der marginalisierten Menschen hilft, ihren Körper mehr zu akzeptieren. Doch es gibt da immer noch vieles zu tun.

Entgegen den Botschaften, die uns Medien, Unterhaltungsindustrie und unsere Familien senden, ist es nicht unser Körper, der uns liebenswert macht. Es gibt schlicht kein universell geltendes Schönheitsideal. Jeder von uns ist einzigartig und hat einen einmaligen Körper. Und jeder dieser Körper ist schön und wertvoll, ganz egal, welche Botschaften wir verinnerlicht haben.

Diesen Konditionierungsprozess bezeichnet man als Körperfiktionen. Unsere Körperfiktionen sind größtenteils unbewusst (das heißt, wir wissen nicht einmal, dass wir sie haben). Dennoch bestimmen sie unsere Einstellung zu unserem Körper, unser Verhalten und Selbstwertgefühl. Im folgenden Abschnitt machst du dir deine Körperfiktionen bewusst. So kannst du falsche oder hinderliche Vorstellungen langsam ablegen und zu deiner einzigartigen physischen Form eine liebevollere Einstellung entwickeln.

DEINE ÜBERNOMMENEN KÖRPERFIKTIONEN

Wie haben deine Bezugspersonen für ihren Körper gesorgt?

____

Wie haben sich deine Bezugspersonen über ihren Körper geäußert?

____

Was haben deine Bezugspersonen über deinen Körper gesagt?

____

Hast du in deiner Jugend eine bestimmte Person für ihr Aussehen oder ihren Körper bewundert? Wenn ja: Wie sah diese Person aus?

____

Wie haben sich deine Bezugspersonen über Themen wie Gewicht oder das Aussehen anderer Leute geäußert?

____

Waren Diät, Abnehmen und Gewichtsprobleme bei dir zu Hause ein Thema? Wenn ja: Was wurde gesagt oder kommuniziert?

____

Halte einen Moment inne und mach dir klar, dass es ein schmerzhafter Prozess sein kann, sich seine Körperfiktionen bewusst zu machen. Vielleicht haben Menschen, die du geliebt hast, abschätzig oder verletzend über ihren oder deinen Körper gesprochen. Möglicherweise brauchst du jetzt eine Pause, um all diese Gefühle zu verarbeiten. Um eine positivere Einstellung zu deinem Körper zu entwickeln, musst du alte Emotionen loslassen. Ich weiß aus eigener Erfahrung, dass das nicht leicht ist. Als ein Mensch, der immer noch lernt, seinem Körper liebevoll zu begegnen, kann ich dir nur sagen, dass das eine Lebensaufgabe ist.

Nun, wo wir unsere verinnerlichten Körperfiktionen ein Stück weit aufgedeckt haben, werden wir uns ansehen, was wir über unseren Körper denken und wie wir uns *in unserem Körper fühlen.*

WIE FÜHLST DU DICH IN DEINEM KÖRPER?

Unter »Körperbild« versteht man das Bild, das du aufgrund deiner Körperfiktionen von deinem Körper hast. Wie du über deinen Körper *denkst* und *fühlst*, bestimmt, wie du dich beim Blick in den Spiegel oder auf ein Foto von dir selbst *siehst*. Und wie du glaubst, dass andere dich sehen.

Ein gesundes Körperbild zu haben heißt, dass du deinen einzigartigen Körper so akzeptierst, wie er ist, und dich in deiner Haut wohlfühlst. Es erlaubt, dich hier und jetzt in deinem Körper zu Hause zu fühlen, statt dir dauernd Gedanken zu machen, was andere wohl denken oder wie sie dein körperliches Selbst empfinden. Seit einiger Zeit gibt es die Body-Positivity-Bewegung: Man liebt und akzeptiert seinen Körper so, wie er ist. Das ist eine tolle Sache. Trotzdem ist es absolut in Ordnung, wenn du nicht alles an deinem Körper magst. Während du an deinem Körperbild arbeitest, werden deine Gefühle sich ändern und sich entwickeln. Bei dieser Praxis *ist alles okay, was du fühlst.*

Nimm dir jetzt Zeit, um über die folgenden Fragen zu reflektieren:

Wie denkst du aktuell über deinen Körper?

____

Wie empfindest du gerade deinen Körper?

____

Wie glaubst du empfinden und denken andere über deinen Körper?

____

Welche Teile deines Körpers magst du oder findest du schön?

____

Wie oft und unter welchen Umständen (oder wann) neigst du dazu, körperliche Vergleiche zwischen dir und anderen anzustellen?

Wie oft und unter welchen Umständen (oder wann) ertappst du dich dabei, die körperliche Erscheinung anderer Leute (Freundinnen, Fremde, Menschen aus Film und Fernsehen) zu taxieren? Worum drehen sich solche Kommentare gewöhnlich?

Welche Gedanken gehen dir durch den Kopf, während du dich vor dem Spiegel anziehst?

Wie oft und unter welchen Umständen (oder wann) musterst du dich kritisch oder machst selbstkritische Anmerkungen wie: »Ich sehe furchtbar aus.« Oder: »Ich schaue aus wie eine Vogelscheuche.« Und: »Achte nicht drauf, wie schrecklich ich heute aussehe«? Was sagst du zu dir oder über dich?

Wie oft und unter welchen Umständen (oder wann) kaufst du Kleidung, die deinen Körper oder bestimmte Zonen verstecken soll? Welche Teile deines Körpers willst du verstecken?

Wie oft und unter welchen Umständen (oder wann) vermeidest du Situationen, in denen du teilweise nackt bist und andere dich so sehen könnten (zum Beispiel in Badekleidung)? Oder gehst du allgemein Situationen aus dem Weg, in denen du und dein Körper für andere zu sehen sind?

Wie oft und unter welchen Umständen (oder wann) veränderst du dein Erscheinungsbild oder deinen Kleidungsstil wegen der Meinung anderer (auch der der Medien)?

Wie oft und unter welchen Umständen (oder wann) verbietest du dir, bestimmte Kleidung zu kaufen? (Beispiel: Diese Hose kaufe ich mir erst, wenn ich wieder die »richtige« Größe habe.)

Wie oft und unter welchen Umständen (oder wann) fühlst du dich wohl damit, dass dein(e) Partner oder Partnerinnen oder Menschen, mit denen du Sex hast, deinen Körper sehen?

Wie oft und unter welchen Umständen (oder wann) sind dein Gewicht oder deine Nahrung für dich ein Mittel, um dich zu belohnen oder zu bestrafen? (Beispiele: Du kaufst dir nichts Neues zum Anziehen, weil du »zu dick« bist. Du versagst dir das Essen und machst dich nieder, weil du ständig ab- und wieder zunimmst.)

Wie oft und unter welchen Umständen (oder wann) machst du Diäten oder nimmst Pillen, um einem bestimmten Körpertyp zu entsprechen?

WAS DEINE KÖRPERSPRACHE SAGT

Nachdem du dir deiner *Gedanken* und *Gefühle* in Bezug auf deinen Körper bewusst geworden bist, wollen wir uns nun ansehen, wie dein Körper dein Selbstbild reflektiert und prägt. Dieses Selbstbild drückt sich aus in deiner Körperhaltung, deiner Körperspannung, in dem Raum, den du einnimmst, und der Art, wie du dich durchs Leben bewegst. Diese nonverbalen Signale verraten deiner Umgebung manchmal mehr über dich als deine Worte!

Fühlst du dich sicher oder geborgen, kannst du dich in deinen Körper und den Raum um deinen Körper hinein entspannen. Du bist in der Lage, von anderen physisch wahrgenommen zu werden und offen für Augenkontakt. Fühlst du dich dagegen unsicher oder schutzlos, signalisiert deine Körpersprache Angst oder Bedrohung. Dann ist es dir unangenehm, körperlich wahrgenommen zu werden, und du vermeidest Augenkontakt.

Achte in den nächsten Tagen (oder Wochen) auf deine Körpersprache – deine Körperhaltung, deinen Gesichtsausdruck, ob du Augenkontakt aufnimmst oder vermeidest. Sieh dir all das in den unterschiedlichsten Beziehungen an (zum Beispiel am Arbeitsplatz, beim Schlangestehen im Supermarkt, in öffentlichen Verkehrsmitteln, allein zu Hause oder mit einem geliebten Menschen). Achte auf das Folgende:

Wie oft und unter welchen Umständen (oder wann) fühlst du dich gut damit, wenn andere dich körperlich wahrnehmen oder Körperkontakt zu dir herstellen?

___

Wie oft und unter welchen Umständen (oder wann) versteckst du dich körperlich vor anderen beziehungsweise vermeidest Körperkontakt?

___

Wie sieht deine übliche Körperhaltung aus? Verschränkst du im Sitzen Arme oder Beine, sodass du deiner Umwelt gegenüber verschlossen wirkst? Oder sind deine Arme (und Beine) beim Sitzen oder Stehen locker geöffnet, sodass du zugänglich wirkst?

___

Wie oft und unter welchen Umständen (oder wann) versuchst du, dich körperlich kleiner zu machen, also weniger Raum einzunehmen, indem du den Kopf einziehst oder einen Buckel machst?

___

Wie oft und unter welchen Umständen (oder wann) ertappst du dich dabei, dass du dich für bestimmte Aspekte deiner Körperlichkeit entschuldigst oder dafür, dass du überhaupt da bist?

___

Wie oft und unter welchen Umständen (oder wann) hältst du Augenkontakt mit anderen Menschen aus? Wann findest du Augenkontakt eher schwierig?

___

ARBEIT AN DEINER Körpersprache

Mit wachsender Sensibilisierung für die Signale, die dein Körper dir und deiner Umwelt sendet, kannst du darangehen, diese Botschaften zu verändern, indem du an deiner Körperhaltung und deinem Körpergefühl arbeitest.

Schritt 1: Mach dir mithilfe der Tabelle unten die Unterschiede zwischen einer sicheren, offenen Körpersprache und einer unsicheren, ängstlichen und verschlossenen Körpersprache bewusst. Achte in den nächsten Tagen (oder Wochen) auf deine Körpersprache. Welche Signale sendet dein Körper?

Schritt 2: Übe die verschiedenen Aspekte einer sicheren Körpersprache ein und beobachte, wie sich dein Körpergefühl dadurch verändert.

UNSICHER (ängstlich und verschlossen)	SICHER (offen und empfänglich)
Schultern hochgezogen, Buckel	Schultern locker und breit
Gesichtsmuskulatur ängstlich und verspannt	Gesichtsmuskulatur weich und entspannt
Arme vor dem Körper verschränkt	Arme hängen locker neben dem Körper
Unruhig und nervös	Gut geerdet

LERNE DEIN KÖRPERLICHES GEWOHNHEITSSELBST KENNEN

Bevor wir neue, dauerhafte Gewohnheiten der Selbstfürsorge ausbilden können, die unser authentisches Selbst stützen, müssen wir uns erst unsere *jetzigen* Gewohnheiten und Muster bewusst machen. Die folgenden Übungen sind dafür gedacht, dein Gewohnheitsselbst kennenzulernen.

Unser Ziel hierbei ist, dass du dir deiner momentanen Wirklichkeit bewusst wirst. Es geht nicht ums Verbessern oder Verändern. Damit tun sich viele schwer, da wir für gewöhnlich unheimlich viel Energie in unsere »Selbstoptimierung« stecken. Neue Gewohnheiten zu entwickeln ist nie leicht, und mit der Art von Gewohnheiten, um die es hier geht, verhält es sich nicht anders.

Vergiss über dem wachsenden Verständnis für deine Bedürfnisse und Gewohnheiten nicht, aufrichtig, liebevoll und mitfühlend mit dir selbst umzugehen. Dieses wachsende Gewahrwerden ist es, das dir ermöglicht, die Bedürfnisse deines authentischen Selbst zu erfüllen und Verhaltensweisen zu entwickeln, die den Ausdruck deines höchsten Selbst fördern. Also los!

Achte in den nächsten Tagen (oder Wochen) auf deine Muster. Manche von uns finden Erinnerungshilfen wie Benachrichtigungen auf dem Handy ganz nützlich, um im Laufe des Tages immer wieder mal innezuhalten und ihre Gewohnheiten zu registrieren. Wahrscheinlich wirst du feststellen, dass sich gewisse Routinen tagtäglich wiederholen. Versuche, das Muster dahinter zu erkennen. Notiere deine Gedanken und Einsichten auf den folgenden Leerzeilen oder in deinem Notizbuch.

NACH DEM AUFWACHEN: Was tust morgens als Erstes? Dir dessen gewahr zu werden erfordert etwas Übung. Nimm bewusst wahr, was dir als Erstes durch den Kopf geht, was du fühlst und tust:

____

____

DEINE MORGENROUTINE: Vielleicht überrascht es dich zu hören, dass jeder Mensch eine Morgenroutine hat. Die meisten wissen nur nicht, wie sie aussieht. Achte auf die Aktivitäten, mit denen du üblicherweise den Tag beginnst. Diese Gewohnheiten können mit Körperpflege zu tun haben, mit Essen, Anziehen oder anderen Tätigkeiten, die den Übergang vom Schlaf in den Tag kennzeichnen:

____

____

DEINE ESSROUTINE: Mach dir bewusst, wie das Zubereiten und Einnehmen von Mahlzeiten bei dir gewöhnlich abläuft:

- Wann isst du (zu bestimmten Zeiten oder dann, wenn andere essen)?
- Was isst du, und wie wählst du dein Essen aus? Befolgst du bestimmte Regeln, was du essen darfst (oder nicht) beziehungsweise essen solltest (oder nicht)? Gibt es bestimmte Nahrungsmittel, die du nur zu bestimmten Zeiten zu dir nimmst wie Süßigkeiten oder Desserts nach der Hauptmahlzeit? Achtung: Bei diesen Regeln geht es nicht um religiös oder kulturell begründete Essensgebote.
- Wie bereitest du dein Essen zu? Kochst du selbst, oder isst du auswärts?
- Wo isst du? Sitzt du beim Essen immer am Tisch, oder isst du auch im Gehen, in Bus und Bahn etc.?
- Hast du irgendwelche besonderen Tischmanieren? Lässt du immer einen Anstandsrest übrig, oder isst du deinen Teller leer?

____

____

FREIZEITROUTINEN: Mach dir bewusst, womit du dich beschäftigst, wenn du nicht arbeitest oder anderen Verpflichtungen nachkommst:

- Hast du freie Zeit für dich? Wenn nein: Warum nicht?
- Wenn du Freizeit hast, wie und womit verbringst du sie gewöhnlich?
- Wieso hast du entschieden, deine Freizeit auf diese Weise zu verbringen?

____

____

ABENDROUTINEN: Mach dir bewusst, was du gewöhnlich tust, um zu entspannen und dich aufs Schlafen vorzubereiten (zum Beispiel ein Bad nehmen, lesen, fernsehen, dich mit dem Handy beschäftigen):

____

____

WELLNESS-CHECK: WIE STEHT ES UM DEIN WOHLBEFINDEN?

Du bist dabei, dein Gewohnheitsselbst besser kennenzulernen. Da ist es hilfreich, sich anzuschauen, inwieweit deine täglichen Routinen deinen körperlichen Bedürfnissen entsprechen.

Die folgende Checkliste hilft dir, dir deiner momentanen Selbstfürsorge-Gewohnheiten bewusst zu werden. Beantworte diese Fragen ehrlich. Vergiss nicht: Um an unser Ziel zu gelangen, müssen wir wissen, wo wir stehen. Lies die folgenden Sätze durch und kreuze an, was am besten auf dich zutrifft.

VERSORGE ICH MEINEN KÖRPER MIT DEN NÄHRSTOFFEN, DIE ER BRAUCHT?

_____ Ich horche auf meinen Körper und esse, wenn er hungrig ist. Ich höre auf, wenn er satt ist.

_____ Wenn möglich, esse ich Dinge, mit denen ich mich satt und energiegeladen fühle.

_____ Ich weiß, nach welchen Lebensmitteln ich mich lethargisch, überdreht oder anderweitig unwohl fühle. Ich vermeide sie.

_____ Normalerweise fühle ich mich geistig wach und frisch.

VERSCHAFFE ICH MEINEM KÖRPER GENUG BEWEGUNG?

_____ Ich finde Möglichkeiten, mich täglich ein wenig zu bewegen.

_____ Ich weiß, wann mein Körper Ruhe oder eine Pause braucht.

_____ Ich bin mit den energetischen Bedürfnissen meines Körpers vertraut.

_____ Ich merke, dass ich mich anders fühle, sobald ich mich bewege.

GÖNNE ICH MEINEM KÖRPER AUSREICHEND RUHE?

_____ Ich schlafe schnell ein, wenn ich zu Bett gegangen bin.

_____ Ich schlafe durch, ohne aufzuwachen (oder schlafe schnell wieder ein, falls ich aufwache).

_____ Ich wache morgens frisch und erholt auf.

_____ Ich merke, wie Schlafmangel meine Stimmung und mein Verhalten beeinflusst.

WIE GUT KANN ICH MIT STRESS UMGEHEN?

_____ Mir ist bewusst, welchen Einfluss mein Umfeld auf mein Stressniveau hat.

_____ Mir ist bewusst, welchen Einfluss mein Medienkonsum auf mein Stresslevel hat.

- Ich weiß, wann ich unter Stress stehe, und finde Möglichkeiten, mich zu beruhigen.
- Ich finde täglich zumindest kurz Zeit für Ruhe, Stille oder den Kontakt mit der Natur.

Vielleicht hast du beim Beantworten dieser Fragen festgestellt, dass du im Moment deine körperlichen Bedürfnisse nicht wahrnimmst. Der Grund dürfte sein, dass du kaum Kontakt zu deinem Körper hast. Also lass uns aufbrechen zu einer Reise, die dich wieder mit deinem Körper verbindet!

KÖRPERBEWUSSTSEIN

Der Traumakörper

Ehe wir uns damit befassen, ein Bewusstsein des eigenen Körpers zu entwickeln, müssen wir wissen, warum so viele Menschen sich von ihrem physischen Selbst abgespalten haben. Lange glaubte man, ein Trauma sei eine rein psychische Angelegenheit. Dieser Traumabegriff stammt hauptsächlich aus der Forschung zu posttraumatischen Belastungsstörungen (PTBS), die sich auf die psychische Symptomatik wie Flashbacks, Albträume oder zwanghafte Gedanken nach einer traumatischen Erfahrung konzentriert. Im PTBS-Kontext ist ein Trauma die Folge von angsterregenden, lebensbedrohlichen Erfahrungen wie Krieg, Missbrauch oder Vergewaltigung.

Die neue Forschungsrichtung der Polyvagal-Theorie, begründet von dem Neurowissenschaftler und Psychiater Dr. Stephen Porges, zeigt auf, wie Traumata neben der Psyche auch den Körper beeinflussen. In diesem Kontext versteht man unter »Trauma« nicht mehr nur die besondere Art von Erfahrung, der die Person ausgesetzt war, sondern die konkrete Auswirkung, die es (speziell auf unser Nervensystem) hat, wenn wir einer bedrohlichen Erfahrung ausgesetzt sind und nicht unterstützt werden.

Wie gut wir mit Stress umgehen können, hängt von unserem Nervensystem ab und speziell von unserem Vagusnerv. Dieser verläuft vom Gehirn aus zu allen Organen und ermöglicht so den Nachrichtenaustausch zwischen allen Teilen des Körpers. Ist eine Stresssituation vorüber, signalisiert ein gesunder Vagusnerv dem Nervensystem, dass wir uns wieder gefahrlos entspannen können. Haben wir aber keine verlässlichen Beziehungen, die uns helfen, ein belastendes Erlebnis zu verarbeiten, dann gibt der Vagusnerv möglicherweise nie Entwarnung. Die Folge: Unser Nervensystem bleibt in Alarmbereitschaft, und es kommt zu einer chronischen Dysregulation. Wer als Kind das Glück hatte, angesichts belastender Erfahrungen zuverlässig emotionale Unterstützung zu erhalten, wird später ähnliche Situationen besser meistern als jemand, der emotional allein gelassen wurde.

Als Kinder sind wir für die bleibenden Auswirkungen von Traumata besonders anfällig. Zum einen, weil unser Nervensystem sich noch entwickelt, zum anderen, weil wir uns als Kinder schnell bedroht und schutzlos fühlen. Wenn wir dann eine Situation erleben, die unsere Verarbeitungskapazitäten überfordert, springt das autonome (vegetative) Nervensystem ein und hilft uns, die wahrgenommene Bedrohung zu überstehen. Achtung: Ich spreche hier von *wahrgenommener* Bedrohung, und diese hängt von unserem Alter, unserem Umfeld und vom Grad der emotionalen Entwicklung ab. Das vegetative Nervensystem ist Teil des zentralen Nervensystems, das unser Überleben sicherstellt, indem es unsere Körperfunktionen reguliert, ohne dass wir uns dessen bewusst sind. Auf Bedrohungen reagiert es auf drei Weisen: mit Kampf oder Flucht, dem Totstell- oder dem Bambi-Reflex. Ist die Bedrohung vorüber, leitet der Körper im Idealfall eine Erholungsphase ein, sodass wir uns wieder sicher und ruhig fühlen können.

Dauerstress, ein dysfunktionales Umfeld und fehlende Sicherheit oder Vorhersagbarkeit können eine Umgebung schaffen, in dem unser vegetatives Nervensystem dauerhaft im Stressmodus bleibt. Das passiert, wenn unser Vagusnerv nicht richtig funktioniert. Unfähig, diese Dysregulierung abzustellen, kann es uns passieren, dass wir Jahre oder sogar Jahrzehnte in diesem Alarmzustand feststecken. Der Zustand unseres Nervensystems hängt eng damit zusammen, welches Verhältnis wir zu uns selbst und zu anderen Menschen haben. Bleibt unser Nervensystem über einen langen Zeitraum im Alarmzustand, entwickeln wir einen sogenannten Traumakörper, das heißt, wir sind chronisch im Überlebensmodus. Ich glaube, dass dies bei einer Mehrheit der Bevölkerung der Fall ist. Daher die astronomisch hohen Fallzahlen bei Depressionen, Angststörungen, Suchtproblemen und sonstigen psychischen Störungen. Eine chronische Dysregulation des Nervensystems kann die unterschiedlichsten Gesichter haben wie:

- *Dissoziation*: sich unkonzentriert, weggetreten, wie betäubt fühlen; Realitätsverlust
- *Hypervigilanz*: ein Zustand erhöhter Wachsamkeit, in dem man die Umgebung ständig auf Bedrohungen scannt (äußert sich oft in Gestalt sozialer Ängste)
- *Bambi-Reflex* oder *Jasagertum:* Man ignoriert die eigenen Bedürfnisse, um Konflikte zu vermeiden.
- *Hypovigilanz*: Vermeidungsverhalten, Rückzug oder depressive Zustände

Mit all diesen Reaktionsmustern sendet unser Körper uns ein klares Signal: *Ich fühle mich nicht sicher.*

Lange in einem traumatisierten Körper zu leben kann zu Erschöpfung führen, zu Schlaflosigkeit und erhöhter emotionaler Reaktivität. Denken und Fühlen kreisen um Gefahr und Tod, und es kann zu einer regelrechten Kontaktunfähigkeit kommen. Manche Menschen beschreiben dies so: All ihre Lebensentscheidungen werden von Angst bestimmt, und sie haben oft das Gefühl eines kompletten Kontrollverlusts. In so einem Zustand verlieren wir den Zugang zu Intuition, zu Kreativität und zu der Fähigkeit, emotionale Nähe herzustellen.

Wie dein Nervensystem auf Stress reagiert

Vertiefe dich in die Tabelle rechts. Sie erklärt die verschiedenen körperlichen Reaktionsmuster anhand der Polyvagal-Theorie. Welche(s) Reaktionsmuster kannst du an dir am häufigsten beobachten? Bei manchen Menschen vermischen sich diese Muster, und es treten zur selben Zeit unterschiedliche Zustände nebeneinander auf. Möglicherweise reagierst du auf unterschiedliche Situationen jeweils mit einem anderen Zustand.

Neurozeption

Dein Nervensystem checkt ständig die Umgebung ab und schickt diese Informationen ans Gehirn. Dieser »Neurozeption« genannte Prozess läuft unbewusst ab. Die Sinnesdaten helfen dem Gehirn zu entscheiden, ob dein Umfeld sicher oder bedrohlich ist. Dein Nervensystem scannt hierzu sowohl die äußere Umgebung (den Gesichtsausdruck deines Gegenübers, das Geräusch hinter dir) als auch dein Inneres (beschleunigter Puls, Muskelzittern). Stellt das Gehirn aufgrund dieser Daten eine Bedrohung fest, löst es über das Nervensystem eine bestimmte Stressreaktion aus (Flucht/Kampf, Erstarren, Bambi-Reflex). Einmal aktiviert signalisiert dieser Reflex dem Gehirn so lange Stress, bis die wahrgenommene Bedrohung vorüber ist. Kurz: Mithilfe der Neurozeption scannt ein gestresster Körper die Umgebung so lange unbewusst auf Bedrohung, bis sich sein Aktivierungszustand wieder legt.

Mithilfe der Checkliste auf Seite 73 findest du heraus, ob dein Nervensystem dysreguliert ist und die Neurozeption auf einer hohen Alarmstufe bleibt.

SOZIAL-UND-SICHER-REFLEX (parasympathisch, ventral-vagal*)	**KAMPF-ODER FLUCHT-REFLEX** (sympathisch)	**TOTSTELL-REFLEX ODER DISSOZIATIONS-REAKTION** (parasympathisch, dorsal-vagal*)	**BAMBI-REFLEX** (sympathisch und parasympathisch vermischt)
Du fühlst dich sicher und gehst authentisch auf deine Umwelt zu (authentisches Selbst).	Du fühlst dich unsicher und versuchst, dich durch Aktivität zu schützen (Mobilisierung).	Du fühlst dich unsicher und versuchst, dich zu schützen, indem du »dichtmachst« (Immobilisierung).	Du fühlst dich unsicher und versuchst, dich zu schützen, indem du anderen Menschen oder deiner äußeren Umgebung gegenüber überwachsam bist.
Die inneren Systeme deines Körpers sind gesund und im Gleichgewicht (Homöostase). Verdauung und Schlaf verlaufen ungestört. Du fühlst dich energiegeladen und klar im Kopf.	Die inneren Systeme deines Körpers sind dysreguliert: gestörte Verdauung, unterbrochener Schlaf, Wachliegen, Unfähigkeit, klar zu denken.	Die inneren Systeme deines Körpers sind dysreguliert: träge Verdauung, gestörter Schlaf (etwa verschlafen, Probleme, wach zu werden). Du kannst nicht klar oder gar nicht denken, fühlst dich wie betäubt oder bist lethargisch.	Die inneren Systeme deines Körpers sind dysreguliert: gestörte Verdauung, unterbrochener Schlaf (einschlafen oder durchschlafen ist schwierig). Deine Aufmerksamkeit ist auf die Außenwelt fixiert (andere Menschen, deine Umgebung).
Du fühlst dich in deinem Körper sicher und kannst dich mitfühlend mit anderen Menschen, deiner Umgebung oder etwas Größerem als du selbst (der Natur oder dem Universum) verbinden.	Du fühlst dich nicht sicher, bist unruhig, ängstlich, überwachsam. (Du scannst dich und deine Umgebung ständig nach möglichen Bedrohungen ab.)	Du fühlst dich nicht sicher, sondern wie benebelt oder benommen. Du benimmst dich wie ein seelenloser Roboter.	Du fühlst dich nicht sicher, bist überwachsam oder zwanghaft auf deine äußere Umgebung fixiert.
Du kannst mit Stress und emotionalen Belastungen gut umgehen (gute Selbstregulation). Du kannst anderen gut durch Stress und emotionale Belastungen helfen (Co-Regulation).	Es fällt dir schwer, klar zu denken oder Lösungen für gegenwärtige Probleme zu finden. Du versuchst, ein Sicherheitsgefühl durch Aggression herzustellen (Streit, Wutausbrüche) oder indem du dich der Situation entziehst (Rückzug, Ablenkung).	Du versuchst, ein Gefühl der Sicherheit herzustellen, indem du verschwindest, dich zurückziehst oder isolierst.	Du versuchst, ein Gefühl der Sicherheit herzustellen, indem du dich anderen unterordnest, um erst gar keine bedrohliche Situation entstehen zu lassen.
Du fühlst dich sicher genug, um soziale Kontakte zu pflegen. Du kannst aufmerksam und wirkungsvoll kommunizieren, andere unterstützen und Unterstützung annehmen.	Du fühlst dich unverbunden oder außenstehend und neigst dazu, soziale Signale zu missdeuten (etwas als Angriff zu empfinden, was keiner ist). Du lehnst andere ab/kritisierst sie und verhältst dich egoistisch.	Du fühlst dich von deinen Mitmenschen und der Umwelt getrennt, verloren, von allen verlassen, ohnmächtig, verzweifelt oder gar unsichtbar.	Du fühlst dich nicht gesehen, nicht wertgeschätzt und ausgenutzt. Du übernimmst übertrieben viel Verantwortung für andere und hast gleichzeitig einen Groll auf sie.

* gemäß der von Dr. Stephen Porges begründeten Polyvagal-Theorie

IST DEIN NERVENSYSTEM DYSREGULIERT?

Sieh dir die folgenden Checklisten an und verwende die nächsten Tage (oder Wochen) darauf, in deinen Körper hineinzuhorchen und herauszufinden, ob dein Nervensystem eine Dysregulation aufweist. Solltest du feststellen, dass es dysreguliert ist, ist das kein Grund zur Panik. Du kannst diese körperlichen Trauma-Nachwirkungen schrittweise wieder ablegen. Die Übungen ab Seite 78 werden dir helfen, dich hier und jetzt in deinem Körper sicher zu fühlen. Die folgenden Checklisten geben dir nur einen Hinweis, womit du anfangen kannst.

Achtung: Wenn du dich nie sicher fühlst oder in einer Umgebung lebst, wo dein körperliches Wohlergehen konkret bedroht wird, suche dir bitte *sofort* professionelle Hilfe und Unterstützung.

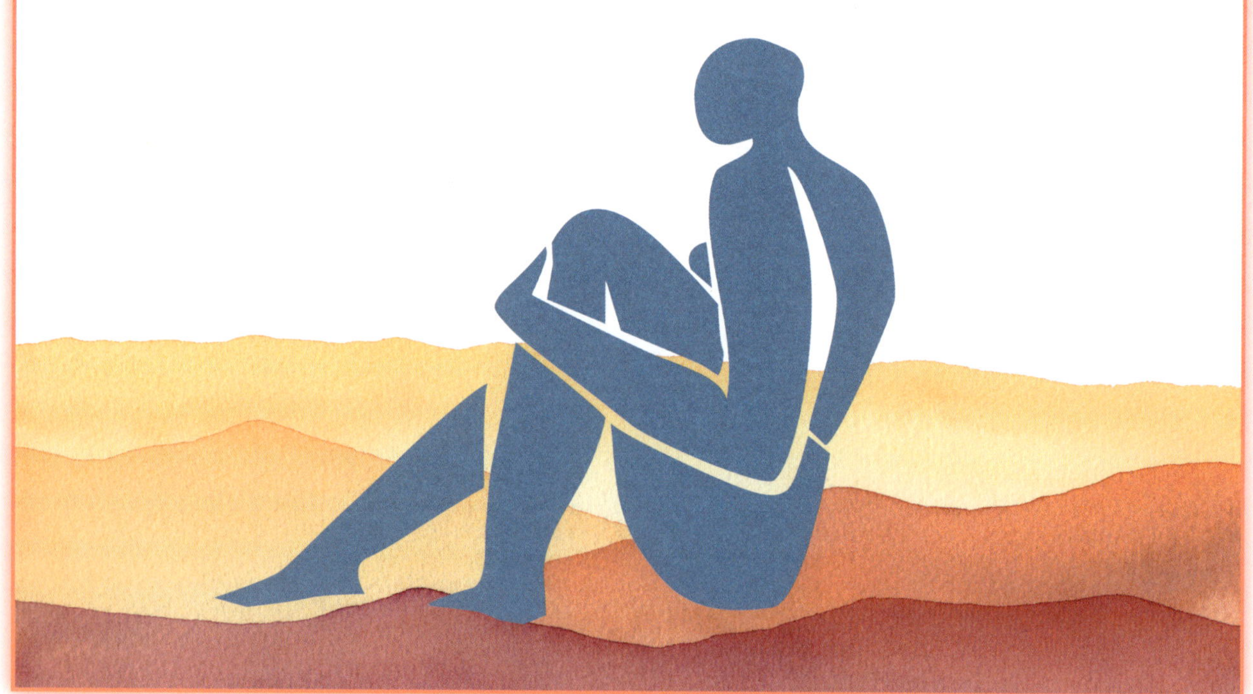

ANZEICHEN, DASS DEIN NERVENSYSTEM GUT REGULIERT IST

KÖRPER

_____ Ich bin in Sicherheit und mit meinem Körper verbunden.

_____ Ich fühle mich wach und entspannt.

_____ Mein Pulsschlag ist langsam und gleichmäßig.

_____ Ich habe einen guten Draht zu meinen Gefühlen und Körperempfindungen.

_____ Ich kann mit Stress oder Aufregung gut umgehen und meinen Körper relativ schnell in einen Zustand bringen, in dem er sich wieder sicher (ruhig und friedvoll) fühlt.

GEIST

_____ Ich bin meinen Mitmenschen und meiner Umwelt gegenüber offen.

_____ Ich bin neugierig und kann kreativ sein.

_____ Ich bin offen und empfänglich für Kontakte zu anderen Menschen.

_____ Ich kann klar denken und Zukunftspläne machen.

_____ Wenn ich gestresst oder aufgeregt bin, kann ich trotzdem überlegt (statt blindlings) auf die Situation reagieren.

ATMUNG

_____ Meine Atmung geht langsam und gleichmäßig.

_____ Ich atme tief aus dem Bauch. (Die Atmung ist nicht eingeengt, schwach oder flach.)

ANZEICHEN, DASS DEIN NERVENSYSTEM DYSREGULIERT IST

KÖRPER

_____ Ich fühle mich in meinem Körper nicht sicher, und manchmal habe ich auch Angst oder Panik.

_____ Mein Puls ist erhöht.

_____ Ich schwitze oder zittere und fühle mich in meiner Haut nicht wohl.

_____ Emotionen und körperliche Empfindungen nehme ich überdeutlich wahr oder im Gegenteil gar nicht.

_____ Ich kann mich nicht entspannen oder wohlfühlen. Ich fühle mich unruhig.

_____ Mein Körper fühlt sich erschöpft und ausgepumpt an.

_____ Ich fühle mich am ganzen Leib angespannt (Nacken und Schultern, Kiefer, unterer Rücken, etc.) oder leide an chronischen Schmerzen (oder anderen intensiven Empfindungen), die sich in verschiedenen Körperpartien zeigen.

GEIST

_____ Meine Gedanken rasen, kreisen um Hoffnungslosigkeit, Verzweiflung oder Kritik anderer.

_____ Es fällt mir schwer, mich auf meine Aufgaben zu konzentrieren oder klar und sachlich zu denken.

_____ Ich fühle mich »weggetreten«, bin mir nicht sicher, was real und was Einbildung ist.

_____ Ich merke, dass ich ständig nach Ablenkung suche (Fernsehen, Tagträume, Substanzmissbrauch).

ATMUNG

_____ Mein Atem ist kaum wahrnehmbar, oder der Atem geht schwer.

_____ Ich atme eher schnell und flach aus der Brust (statt aus dem Bauch) heraus.

WIE DU MIT EINEM DYSREGULIERTEN NERVENSYSTEM UMGEHST

Mittlerweile ist dir vielleicht bewusst geworden, dass oder in welchem Ausmaß du nicht wirklich in deinem Körper lebst. Vielleicht hast du festgestellt, dass du die meiste Zeit im Kopf lebst, in deinem *denkenden* Geist – ein ausgesprochenes Plappermaul, das nie die Klappe hält.

Um die unangenehmen Empfindungen auf Abstand zu halten, die mit einer körperlichen Dysregulierung einhergehen, haben die meisten von uns die Strategie entwickelt, sich durch Denken abzulenken. Mag diese Strategie auch einmal unsere beste Option gewesen sein, unser Nervensystem zu regulieren und wieder ein Gefühl der Sicherheit herzustellen, so trennt sie uns doch dauerhaft von unserem Körper und unserer inneren Weisheit.

Schau dir nun diese Grafik und die Fragen auf den folgenden Seiten an, um zu erkunden, welche Strategien du für den Umgang mit einem dysregulierten Nervensystem entwickelt hast.

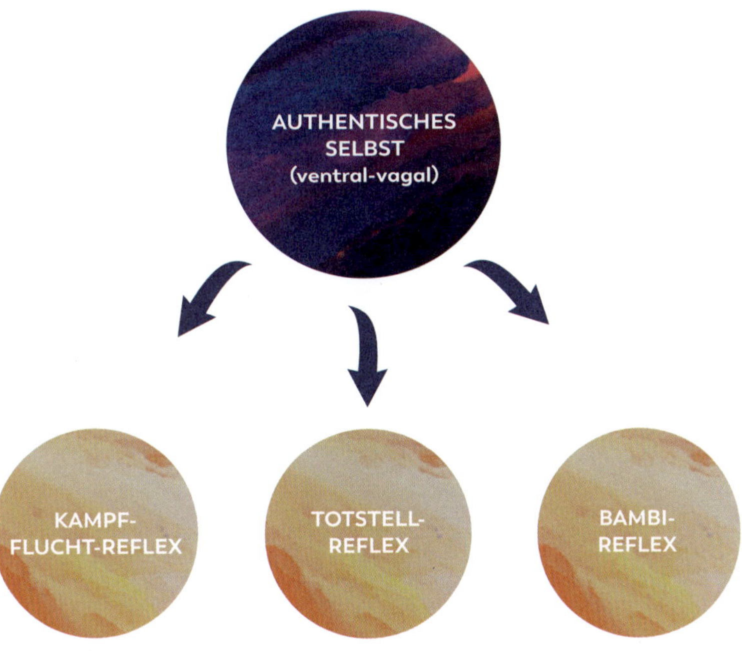

Zustand im Kampf-Flucht-Reflex

- **Gewohnheitsmäßiges Sich-Ablenken/Sich-Distanzieren vom Körper, um ein Gefühl von Sicherheit zu erzeugen**
- **Tendenz, nach äußeren Ursachen von Gedanken und Gefühlen zu suchen**
- **Tendenz, äußerlich (soziale Medien, Fernsehen) oder innerlich (Fantasien, Tagträumereien) Zerstreuung zu suchen, um diesem Zustand zu entkommen**

Welche Anzeichen gibt es, dass dieser Zustand körperlich bei dir aktiviert ist?
Wie hat dieser Zustand dir zu überleben geholfen? Wie und wann ist er auch jetzt noch hilfreich?
Wie behindert dich dieser Zustand? Wie und wo steht er den tiefsten Wünschen und Bedürfnissen deines authentischen Selbst entgegen?

Zustand im Totstell-/Dissoziations-Reflex

- **Gewohnheitsmäßiges Sich-Abspalten vom Körper, um ein Gefühl von Sicherheit zu erzeugen**
- **Tendenz, sich von sich selbst und den eigenen Gefühlen abgekoppelt zu fühlen**
- **Tendenz, die Umwelt als verzerrt oder unwirklich zu empfinden, das Gefühl der eigenen Identität kann undeutlich sein oder fehlen**

Welche Anzeichen gibt es, dass dieser Zustand körperlich bei dir aktiviert ist?
Wie hat dieser Zustand dir zu überleben geholfen? Wie und wann ist er auch jetzt noch hilfreich?
Wie behindert dich dieser Zustand? Wie und wo steht er den tiefsten Wünschen und Bedürfnissen deines authentischen Selbst entgegen?

Zustand im Bambi-Reflex

- **Gewohnheitsmäßig überschießende Wachsamkeit (Hypervigilanz) in Bezug auf die äußere Umgebung, um ein Gefühl von Sicherheit zu erzeugen**
- **Tendenz, sich übermäßig auf andere Menschen (deren Gedanken, Gefühle, Verhalten) zu konzentrieren**
- **Tendenz, sich übermäßig auf Resultate (Leistung) beziehungsweise Anerkennung von außen zu konzentrieren**

Welche Anzeichen gibt es, dass dieser Zustand körperlich bei dir aktiviert ist?
Wie hat dieser Zustand dir zu überleben geholfen? Wie und wann ist er auch jetzt noch hilfreich?

Wie behindert dich dieser Zustand? Wie Bedürfnissen deines authentischen Selbst entgegen?

Erkunde in den nächsten paar Tagen (oder Wochen) dein Verhalten mithilfe der folgenden Fragen. Schreibe deine Beobachtungen unter die Fragen oder in dein Tagebuch:

Wie oft und unter welchen Umständen (oder wann) neigst du dazu, dich abzulenken, indem du auf deinem Smartphone rumscrollst, den Fernseher einschaltest oder ständig herumwerkelst?

Wie oft und unter welchen Umständen (oder wann) greifst du zu Essen oder anderen Substanzen?

Wie oft und unter welchen Umständen (oder wann) neigst du dazu, vollständig abzudriften, sodass du nicht mal weißt, wo du gerade mit deinen Gedanken bist?

Wie oft und unter welchen Umständen (oder wann) neigst du dazu, dich abzulenken, indem du über Vergangenes nachdenkst (alte Erfahrungen immer wieder durchspielst), oder dir Sorgen wegen der Zukunft machst (dir vorstellst, was alles passieren könnte oder was du alles tun könntest)?

Wie oft und unter welchen Umständen (oder wann) fällt dir auf, dass du dir vorstellst, die Dinge seien anders, als sie tatsächlich sind?

Wie oft und unter welchen Umständen (oder wann) merkst du, dass du dir Gedanken über die Bedürfnisse oder Erfahrungen anderer Menschen machst?

Wie oft und unter welchen Umständen (oder wann) wird dir klar, dass dir bei allem, was du tust, das Ergebnis wichtiger ist als deine Freude und innere Beteiligung daran?

WIE DU DEIN NERVENSYSTEM REGULIERST: SICHERHEIT IM KÖRPER

Vielleicht hast du entdeckt, dass dein Körper, wie es bei mir der Fall war, schon seit Langem dysreguliert ist. Dieser dysregulierte Zustand bestimmte den Großteil meines Erwachsenenlebens. Die gute Nachricht ist: Du kannst dein Nervensystem wieder ausbalancieren und körperlich das Gefühl von Sicherheit erzeugen. Indem wir die Bedürfnisse des Körpers achten und erfüllen, findet das ganze System wieder ins Gleichgewicht. (Benutze weiter den Wellness-Check von Seite 67 während du diesen Teil durcharbeitest.) Wenn du regelmäßig die Bedürfnisse deines Körpers erfüllst, kommt er besser mit Stress und anderen Belastungen zurecht.

Im Folgenden werden wir nicht nur darauf achten, dass du an Nahrung, Schlaf, Ruhe und Bewegung bekommst, was du brauchst, wir werden deinem Körper auch mithilfe spezieller Übungen Signale der Sicherheit senden. Mach diese Übungen möglichst jeden Tag.

Physiologischer Seufzer

Die folgende Atemtechnik (zweimal einatmen durch die Nase, lang ausatmen durch den Mund) wirkt beruhigend auf das Nervensystem. Wenn du zweimal hintereinander einatmest, weiten sich die Alveolen, die kleinen Lungenbläschen, wieder stärker. Atmen wir normal, falten die Alveolen sich zusammen, sodass der Sauerstoffgehalt im Blut sinkt und der Kohlendioxidspiegel steigt. Für den Körper heißt das: Stress. Physiologisch zu seufzen weitet die Alveolen, mehr Sauerstoff wird aufgenommen und das Verhältnis Sauerstoff - Kohlendioxid ausgeglichen: Das signalisiert dem Körper Sicherheit.

- Atme zweimal direkt hintereinander durch die Nase ein.
- Atme durch die Nase wieder aus und verlängere die Ausatmung (etwa so lange wie ein Gähnen).
- Achte beim Ausatmen auf das Gefühl von Ruhe beziehungsweise Entspannung im Körper (weniger Anspannung in Schultern, Gesicht, Muskulatur).
- Wiederholen.

Muskelentspannung (Durch Anspannen und Loslassen)

Bei der folgenden Übung spannst du bestimmte Muskelgruppen beim Einatmen an und lässt sie beim Ausatmen wieder locker. Du kannst die einzelnen Muskelgruppen in beliebiger Reihenfolge durchgehen oder so wie unten beschrieben. Auf Angst und Stress reagiert der Körper mit verspannten Muskeln. Diese Übung kann solche Spannungen lösen, sodass der Körper sich in das Gefühl der Sicherheit hinein entspannt.

Die Tabelle unten zeigt dir, wie du mit den einzelnen Muskelgruppen arbeiten kannst. Oder du probierst einfach, was für dich am besten funktioniert. Halte dich dabei an folgenden Ablauf:

1. Suche dir einen sicheren, ruhigen Ort, wo du dich bequem hinlegen kannst.
2. Atme ein und spanne die betreffende Muskelgruppe vier bis zehn Sekunden lang an (aber nicht so heftig, dass es krampft oder schmerzt).
3. Atme aus und lasse alle Muskeln schlagartig los (also nicht nach und nach).
4. Dann zehn bis zwanzig Sekunden entspannen, bis du zur nächsten Muskelgruppe übergehst. Spüre aufmerksam hin: Wie fühlen sich die Muskeln an, wenn sie angespannt sind? Wie, wenn sie entspannt sind?
5. Wiederhole die Schritte 1 bis 3, bis du alle Muskelgruppen durchhast.

Stirn Augen und Nase Wangen und Kiefer	Gesicht zusammenziehen, indem du Augenlider und Lippen fest aufeinanderpresst, Stirn und Brauen runzelst. Beiß die Zähne zusammen.
Schultern Nacken Oberer Rücken	Zieh die Schultern Richtung Ohren und senke das Kinn auf die Brust.
Hände Handgelenke Unterarme	Balle die Hände zur Faust und dreh die Handgelenke nach innen, um die Unterarme anzuspannen.
Brust Magengegend	Beuge den Oberkörper so weit als möglich nach vorn (zur Embryonalhaltung), sodass die Muskeln im Brust- und Bauchraum angespannt werden.
Hüften Oberschenkel Gesäßmuskeln	Hüft-, Oberschenkel- und Gesäßmuskulatur fest anspannen.
Unterschenkel Füße	Muskeln in Waden und Füßen fest anspannen (indem du etwa die Zehen anziehst, als wolltest du damit etwas greifen).

Den Bewegungsradius der Augen vergrößern

Auch die Augen signalisieren dem Gehirn, ob unser Körper in Sicherheit ist oder bedroht. Fühlen wir uns gestresst oder in Gefahr, verengt sich unser Gesichtsfeld, während wir die Umgebung auf eine mögliche Bedrohung hin scannen. Dabei können die Augen anfangen, sich schnell und ruckartig zu bewegen. Wenn wir dagegen unser Gesichtsfeld weit werden lassen und den Horizont oder einen entfernten Punkt mit sanftem Blick betrachten, heißt das für das Gehirn: weicher Blick – okay, keine Gefahr. Das ist genau die Botschaft, du dem Gehirn mit folgender Übung schickst:

1. Suche dir einen sicheren, ungestörten Ort, wo du bequem sitzen oder stehen kannst.
2. Strecke die Arme gerade vor dir aus und richte den Blick auf die beiden Zeigefinger. Halte den Kopf entspannt und gerade.
3. Richte den Blick auf die Spitze des linken Zeigefingers.
4. Bewege den linken Zeigefinger nun diagonal nach links oben und wieder zurück zur Mitte. Folge der Bewegung nur mit den Augen, der Kopf bleibt entspannt geradeaus gerichtet.
5. Wiederhole den Ablauf, nur bewegst du den Finger jetzt horizontal nach links und wieder zurück.
6. Wie zuvor, nur bewegst du den Finger jetzt diagonal nach links unten und wieder zurück zur Mitte.
7. Jetzt wechselst du zum rechten Zeigefinger und wiederholst die Schritte 4 bis 6 zur rechten Seite.
8. Spüre hin, wie sich dein Körper jetzt fühlt. Fühlst du dich ruhiger oder friedvoller? Je größer der Bewegungsradius unserer Augen, desto sicherer fühlt sich unser Körper.

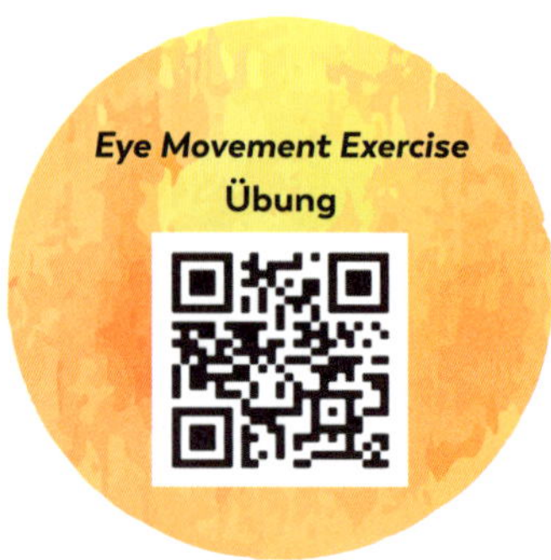

IST DEIN SMARTPHONE DEIN Stressfaktor Nummer eins?

Verbringst du wie so viele Menschen den Großteil deines Tages vor irgendeinem technischen Gerät, sei es Computer, Smartphone oder Tablet? So lange auf diese kleinen leuchtenden Displays zu starren ist für uns Menschen nicht nur absolut unnatürlich (evolutionär bedingt sind unsere Augen auf einen Panoramablick eingerichtet). Allein dieses ständige Starren auf eine eng begrenzte Fläche kann im Körper eine Stressreaktion auslösen, von den dabei konsumierten Inhalten mal ganz zu schweigen.

Achte ab jetzt darauf, wie du dich fühlst, wenn du dein Smartphone oder ähnliche Geräte längere Zeit am Stück benutzt hast. Gib deinen Augen eine Auszeit, um sich von dieser starken Fokussierung zu erholen. Lass deinen Blick in die Ferne und an die Ränder deines Gesichtsfeldes wandern (oben, unten, links, rechts – Stichwort: peripheres Sehen). Löse einfach alle paar Minuten deinen Blick vom Display/Monitor und schau in die Ferne. Das ist für deine Nerven wie Baldrian.

Beruhigende Berührung

Sanfte Berührung stimuliert den Vagusnerv, sodass wir uns sicher und geborgen fühlen. Diese Geste von Wärme und Fürsorge beruhigt, wie Kuscheln, schwierige Emotionen und erzeugt körperlich das Gefühl von Schutz.

- Suche dir einen Ort, wo du bequem sitzen oder liegen kannst. Wenn du dich damit wohlfühlst, kannst du die Augen schließen.
- Lege beide Hände sanft auf deine Brust, über dein Herz.
- Spüre die Wärme und das sanfte Gewicht deiner Hände. Fühle, wie du dich selbst berührst.
- Atme zwei-, dreimal tief ein und aus und spüre, wie sich dabei deine Brust hebt und senkt.
- Spüre die Energie zwischen Händen und Herz, während deine Hände kleine, kreisende Bewegungen über deinem Herzen machen.
- Spüre die Wärme und die Energie, die unter deinen Händen pulsiert. Stell dir dabei ein goldenes Licht vor, das unter deinen Händen deinen Herzraum umfließt.
- Bleibe mehrere Atemzüge lang bei dieser Vorstellung und achte auf die Empfindungen in deinem Körper. Verweile hier, so lange du möchtest.

Bilaterale Stimulierung des Gehirns

Hier geht es um Techniken, welche mithilfe visueller, akustischer oder taktiler Reize sowohl die linke als auch die rechte Gehirnhälfte stimulieren. Bilaterale Stimulierung kann physiologische Erregungszustände und Stressreaktionen dämpfen, was zu innerer Ruhe führt und eine flexiblere Lenkung der Aufmerksamkeit ermöglicht. (Kurz: Wir beschäftigen uns weniger mit belastenden Gedanken.)

Eine bilaterale Stimulierung des Gehirns kannst du auf drei Wegen erreichen:

1. **VISUELLE STIMULIERUNG:** Dabei verfolgst du mit den Augen ein Objekt, das sich in deinem Gesichtsfeld hin und her bewegt. Nimm einen Bleistift (oder irgendetwas anderes) und halte ihn mit ausgestrecktem Arm gerade vor deine Brust. Fokussiere die Spitze des Stifts und bewege ihn langsam nach links und nach rechts. Der Kopf bleibt gerade und entspannt, nur die Augen folgen der Bewegung.

2. **AKUSTISCHE STIMULIERUNG:** Binaurale Beats oder Solfeggio-Frequenzen haben ebenfalls einen beruhigenden Effekt auf das Gehirn. Beides lässt sich online finden oder auf den gängigen Musikportalen. Die einzelnen Sounds fördern unterschiedliche Gehirnzustände und können tagsüber gemäß dem gewünschten Effekt (Verbesserung von Schlaf, Konzentration, Kreativität etc.) eingesetzt werden.
   - **Binaurale Beats:** Unter einem binauralen Beat versteht man einen Ton, der nur vom Gehirn des oder der Hörenden wahrgenommen wird. Hören wir über Kopfhörer auf dem linken und dem rechten Ohr einen jeweils anderen Ton, deren Frequenzen nur wenig auseinanderliegen, so »mischt« das Gehirn daraus einen dritten Ton, den binauralen Beat. Binaurale Beats reduzieren Stress, Angst und andere Erregungszustände und können bei regelmäßiger Anwendung sogar unsere Hirnwellen synchronisieren.
   - **Solfeggio-Frequenzen:** Bestimmte Töne und Frequenzen besitzen die Eigenschaft, das Gehirn zu stimulieren und je nach Schwingung unterschiedliche innere Zustände oder körperliche Reaktionen hervorzubringen.

3. **TAKTILE STIMULIERUNG (KLOPFMASSAGE):** Die linke und die rechte Körperseite abwechselnd zu berühren kann das Gehirn bilateral stimulieren. Hierzu gibt es die unterschiedlichsten Möglichkeiten:
   - Lege im Sitzen oder Stehen deine rechte Hand auf die linke Schulter und die linke Hand auf die rechte Schulter. Klopfe oder fasse nun die Schultern abwechselnd sanft in einem bestimmten Rhythmus oder Muster.

- Während du bequem sitzt, stehst oder liegst, klopfst oder drückst du Oberschenkel/Beine abwechselnd sanft in einem bestimmten Rhythmus oder Muster.
- Du sitzt oder stehst, und deine Füße haben guten Bodenkontakt. Klopfe nun mit den Fußsohlen abwechselnd in einem bestimmten Rhythmus oder Muster sanft auf den Boden.

Durch die Sinne zu mehr Sicherheit

Mithilfe unserer Sinnesorgane können wir einfach und effektiv Stress abbauen und unser Nervensystem ausbalancieren. Nachstehend findest du ein paar Anregungen, wie du einzelne Sinnesfunktionen einsetzen kannst, um dich im Körper sicher und präsent zu fühlen. Wir können mit unseren Sinnen auf die vielfältigste Weise arbeiten. Fang einfach mit den Tipps unten an und entwickle deine eigenen Techniken, um dich vom Stress zu befreien. Finde heraus, welche Art der sinnlichen Stimulierung dir am besten hilft. Mach dir dazu Notizen, damit du deine Wohlfühlhelfer immer einsetzen kannst.

- **SEHEN:** Betrachte Bilder von Menschen, die dir wichtig sind, oder von Orten, die für dich Ruhe symbolisieren. Mach dir bewusst, wie du dich *fühlst*, wenn du diese Bilder anschaust.
- **RIECHEN:** Verwende Duftkerzen, eine Duftlampe oder Weihrauch. Nimm die Aromen tief in dich auf. Lavendel, Rosmarin und Jasmin wirken beruhigend.
- **FÜHLEN:** Hülle dich in eine weiche, warme Decke oder spüre die Erde unter deinen bloßen Füßen oder mit den Händen. Oder nimm die Wärme eines Vollbads in deinen Körper auf.
- **SCHMECKEN:** Lutsche ein Kräuterbonbon oder trink eine Tasse Kräutertee (Kamille, Melisse, etc.) und spüre den Aromen auf der Zunge nach.
- **HÖREN:** Lege sanfte Musik auf, die du magst, oder versenke dich draußen in die Klänge der Natur (das Rauschen des Windes, Vogelgezwitscher etc.).
- **BEWEGUNG:** Alle rhythmischen oder gleichförmigen Bewegungen (wie Stricken, Gehen, Radfahren oder Schwimmen) wirken beruhigend auf den Körper. Egal, was du machst, richte deine Aufmerksamkeit auf diesen beruhigenden Effekt und das sich verändernde Körpergefühl.

MEIN SENSORISCHER NOTFALLPLAN BEI STRESS

Sehen:

Riechen:

Fühlen:

Schmecken:

Hören:

Bewegung:

KÖRPERACHTSAME PAUSE

Nun, wo du dein Gewahrsein für deinen physischen Körper sensibilisiert hast, wollen wir daran arbeiten, wie du konstant *in* ihm leben kannst. Eine Möglichkeit hierzu ist, tagsüber öfter innezuhalten und dir deines Körpers bewusst zu werden. Wenn du in deinen Körper hineinspürst, bevor du auf der körperlichen Ebene etwas für dich tust (wie essen, ausruhen, bewegen), verbindest du dich besser mit deinem Körper und seinen Bedürfnissen.

Ich lege meine erste körperachtsame Pause morgens nach dem Aufstehen ein: ein paar intensive Dehnübungen, gefolgt von Bauchatmung, um die Morgensteifigkeit zu vertreiben. Eine Erinnerung auf dem Handy kann dir helfen, tagsüber bewusst innezuhalten und in deinen Körper hineinzuspüren. Richte deine volle Aufmerksamkeit auf das *Erleben, wie es für dich ist, in deinem Körper zu sein.* Erkunde deine körperlichen Empfindungen. Halte deine Erfahrungen auf den Zeilen unten fest. Übertrage die Liste in dein Notizbuch (oder was immer du tagsüber griffbereit hast) - als Erinnerung, um innezuhalten und dich bewusst mit deinem Körper zu verbinden.

Körperachtsame Pause: (Uhrzeit) ______________________________

Körperliche Erfahrungen/Empfindungen:

____

____

Körperachtsame Pause: (Uhrzeit) ______________________________

Körperliche Erfahrungen/Empfindungen:

____

____

Körperachtsame Pause: (Uhrzeit) ______________________________

Körperliche Erfahrungen/Empfindungen:

____

____

Körperachtsame Pause: (Uhrzeit) ____________________

Körperliche Erfahrungen/Empfindungen:

____

____

Körperachtsame Pause: (Uhrzeit) ____________________

Körperliche Erfahrungen/Empfindungen:

____

____

Körperachtsame Pause: (Uhrzeit) ____________________

Körperliche Erfahrungen/Empfindungen:

____

____

WIDERSTAND GEGEN Veränderungen

Diese Pausen, in denen du bewusst in deinen Körper hineinspürst, fühlen sich manchmal ungemütlich an. Wenn du mehr Achtsamkeit für deinen Körper entwickelst, werden dir vielleicht auch Gefühle bewusst, die du jahrelang ignoriert hast.

Wenn du dich mit deinem Körper verbindest und merkst, dass du Widerstände aufbaust, dann ändere deine Einstellung, sodass du die Herausforderung akzeptieren und in einem positiven Licht sehen kannst. Statt beispielsweise zu denken: »Das ist mir zu viel«, sagst du dir: »Das fühlt sich neu und ungewohnt an.« Statt zu denken: »Ich werde meinen Körper nie mögen«, sage dir: »Ich lerne jetzt, eine neue Beziehung zu meinem Körper aufzubauen, und tue mein Bestes.«

WIE DU DIE BEDÜRFNISSE DEINES KÖRPERS ERKENNST: BEWUSSTER GENUSS

Lege tagsüber öfter körperachtsame Pausen ein, um dir der wahren Bedürfnisse deines Körpers bewusst zu werden. Dein Körper schickt dir bestimmte Signale – ebenso wenn seine Bedürfnisse (Essen, Sauerstoff, Bewegung/Ruhe) erfüllt sind, wie wenn sie vernachlässigt werden. Lernst du, diese unterschiedlichen Signale deines Körpers zu verstehen, kannst du bewusster und gezielter auf seine Bedürfnisse reagieren.

Ernährung

Wie der Name schon sagt, sind Lebensmittel »Mittel zum Leben«. Ohne die nötigen Nährstoffe kann unser Körper weder überleben noch richtig funktionieren, wachsen oder sich reproduzieren (sofern wir das wollen).

Beobachte mithilfe der körperachtsamen Pause von Seite 85, wie sich im Laufe des Tages dein Energielevel und dein Nahrungsbedarf verändern. Gehe in diesen Pausen folgenden Fragen nach:

Fühle ich mich energiegeladen und wach?
Braucht mein Körper bestimmte Nährstoffe? Bin ich hungrig und brauche einen Energieschub?
Ist mein Körper zufrieden? Bin ich satt und kann aufhören zu essen?

Setze dich mithilfe der folgenden Fragen bewusst mit deinem Essverhalten auseinander. Denk daran, es geht einfach nur darum, dass du dir neugierig, unvoreingenommen und mitfühlend zusiehst:

Wie entscheidest du, wann du isst? Zu einer bestimmten Tageszeit (etwa dann, »wenn es Zeit ist« fürs Mittag- oder Abendessen)? Wenn du ein Hungergefühl im Magen spürst? Wenn du dich von unangenehmen Gefühlen ablenken möchtest?

Wie bewusst nimmst du deine Mahlzeiten ein? Wählst du gezielt aus, was du essen willst, oder isst du einfach, was gerade da ist/dir angeboten wird?

Achtest du darauf, wie dein Essen schmeckt, wenn du es zu dir nimmst?

Spürst du beim Essen öfter mal in dich hinein, ob dein Körper schon satt/zufrieden ist?

Achtest du darauf, wie sich dein Körper nach dem Essen anfühlt?

Körperlicher versus emotionaler Hunger

Viele Menschen essen nicht, weil sie Hunger haben oder ihr Körper bestimmte Nährstoffe braucht. Wenn du nun auf deine Essgewohnheiten achtest, wirst du vielleicht wie ich die Feststellung machen, dass du isst oder dich auf deine Ernährung fixierst, um dich von unangenehmen Gefühlen abzulenken oder sie zu lindern. Mithilfe der folgenden Tabelle findest du heraus, aus welchen Gründen du isst.

KÖRPERLICHER HUNGER	EMOTIONALER HUNGER
Ich esse, um meinem Körper wieder die nötigen Nährstoffe zuzuführen.	Ich esse, um mich von bestimmten Gefühlen abzulenken oder meine Stimmung zu ändern.
Mein Hungergefühl nimmt schrittweise, wellenartig zu, und ich habe nicht das Bedürfnis, gleich etwas zu brauchen.	Hungergefühle kommen bei mir ganz plötzlich und beherrschen mich dann, sodass ich das Gefühl habe, sofort etwas essen zu müssen.
Mein Körper signalisiert mir sein Bedürfnis nach Essen durch Magenknurren oder Hungerschmerz, was für gewöhnlich ein paar Stunden nach der letzten Mahlzeit der Fall ist.	Mein Körper signalisiert mir meist Stress oder emotionalen Aufruhr, was zu jeder Tages- und Nachtzeit passieren kann.
Ich bin offen für verschiedene Arten von Essen, um meinen Hunger zu stillen.	Meistens habe ich starkes Verlangen nach bestimmten Nahrungsmitteln, einem bestimmten Geschmack oder einer bestimmten Beschaffenheit.
Ich kann mein Essen bewusst zu mir nehmen, es wirklich schmecken und jeden Bissen genießen.	Oft esse ich unaufmerksam oder schaufele Essen schnell in mich rein, ohne es wirklich zu schmecken.
Ich spüre, wenn ich satt bin, und kann dann auch aufhören zu essen.	Oft spüre ich nicht, dass ich satt bin, und kann nicht aufhören zu essen, obwohl mein Körper sich nicht mehr wohlfühlt.
Nach dem Essen fühle ich mich gestärkt und empfinde keine Gefühle von Reue, Schuld, Scham oder Selbsthass.	Nach dem Essen empfinde ich oft Reue, Schuld, Scham oder Selbsthass.

Das Bewusst-essen-Tagebuch

Tagebuch darüber zu führen, was du isst, warum und wie du dich dabei fühlst, hilft dir, deine Ess- und Ernährungsgewohnheiten kennenzulernen. Auf der nächsten Seite findest du eine Musterseite für ein solches Tagebuch. Mach dir eine Kopie davon oder schreib sie ab in dein Notizbuch. Achte in den kommenden Tagen (oder Wochen) darauf, wie du dich fühlst, wenn du isst.

Achtung: Es geht hier nur darum, unvoreingenommen zu beobachten, was du isst und warum, und nicht ums Kalorienzählen oder um eine Bewertung deiner Ernährung. Leidest du unter einer Essstörung, kannst du diese Übung auslassen oder für deine Zwecke abändern.

Beachte außerdem die folgenden Empfehlungen, wenn du den Grad von Hunger/Sättigung auf einer Skala von 1 bis 5 bewertest.

HUNGER: 1) hungrig, schwindlig, benommen, 2) keine Energie, evtl. reizbar, »Loch im Magen«, starkes Verlangen nach Essen, 3) wenig Energie, leicht leeres Gefühl im Magen, Verlangen nach Essen, 4) energiegeladen, geringes Verlangen nach Essen, 5) kein Verlangen nach Essen
SÄTTIGUNGSGEFÜHL: 1) erstes Gefühl von Sättigung, 2) satt und zufrieden, 3) könnte noch ein paar Bissen verdrücken, brauche aber kein Essen mehr, um Energie zu tanken, 4) fühle mich allmählich unangenehm voll 5) der Körper fühlt sich vollgestopft, deutliches Unwohlsein

BEWUSST ESSEN
Eine praktische Anleitung

Solltest du feststellen, dass du beim Essen, wie das bei den meisten Leuten der Fall ist, mit deinen Gedanken woanders bist oder es meist eilig hast, kann dir die folgende Praxis helfen:

- Nimm dir jeden Tag vor, bewusst auf deinen Körper zu hören, was er an Nährstoffen braucht, bevor du isst. Frage ihn, was er möchte, und halte beim Essen öfter kurz inne, um nachzuspüren, ob er schon satt oder voll ist.
- Nimm dir jeden Tag vor, vor dem Essen bewusst eine Pause einzulegen, um dir die Zutaten deiner Mahlzeit vorzustellen und zu spüren, wie dein Körper darauf jeweils reagiert.
- Nimm dir jeden Tag vor, dein Essen bewusster zu genießen, indem du darauf achtest, wie jeder einzelne Bissen schmeckt und sich auf der Zunge anfühlt. Schmecke die verschiedenen Aromen und Konsistenzen.

DAS BEWUSST-ESSEN-TAGEBUCH

VOR DEM ESSEN (WAS DENKST, FÜHLST, TUST DU?)	HUNGERSKALA (1 – 5)	MEINE ESSENSWAHL	SÄTTIGUNGS-/ VÖLLESKALA (1 – 5)	NACH DEM ESSEN (WAS DENKST, FÜHLST DU?)

Ruhe und Bewegung

Ruhe und Bewegung sind ausgesprochen wichtig, damit sich unser Körper (einschließlich Gehirn) regenerieren kann. Mache dir mithilfe der körperachtsamen Pause regelmäßig die energetischen Bedürfnisse deines Körpers bewusst:

ENERGIELEVEL

- Hast du das Gefühl, dass dein Körper im Großen und Ganzen energetisch aus dem Vollen schöpft? Hast du die nötigen Ressourcen, um deinen Alltag (Stress und schwierige Emotionen eingeschlossen) gut zu bewältigen?
- Hast du insgesamt das Gefühl, dass die Energievorräte deines Körpers erschöpft sind? Bräuchtest du ein bisschen Ruhe, um deine Batterien wieder aufzuladen?
- Fühlt sich die Energie deines Körpers insgesamt flattrig oder nervös an? Musst du immer ein bisschen in Bewegung sein, um Spannung loszuwerden?
- Achtest du im Laufe des Tages darauf, ob und wie sich die Energie deines Körpers ändert oder schwankt?
- Was verursacht normalerweise solche erkennbaren energetischen Veränderungen in deinem Körper? Wie fühlt sich deine körperliche Energie an, wenn du mit deinen Gedanken in der Vergangenheit bist? In der Zukunft? Im Hier und Jetzt?

ENERGIEFLUSS

- Fühlt sich der Energiefluss in deinem Körper im Allgemeinen harmonisch an?
- Fühlen sich manche Körperpartien (Muskeln oder Gelenke) eng, angespannt oder »kribblig« an? Hast du das Gefühl, du müsstest dich strecken oder etwas anderes machen, das Spannung abbaut?
- Fühlen sich manche Teile deines Körpers (etwa Beine oder Füße) müde an oder tun weh? Hast du das Gefühl, du müsstest etwas tun, um dich zu entspannen, zum Beispiel, dich hinlegen oder ein Vollbad mit Epsom-Salz (Bittersalz) nehmen?
- Achtest du im Laufe des Tages öfter mal darauf, ob und wie sich der Energiefluss in deinem Körper verändert oder schwankt?

BEWUSST BEWEGEN
Die Praxis

Solltest du feststellen, dass du dir der energetischen Bedürfnisse deines Körpers nicht bewusst bist (bei den meisten Menschen ist das der Fall), kann dir die folgende Praxis helfen:

- **Nimm dir jeden Tag vor, dich bewusst mit deinem Körper zu verbinden, um herauszufinden, wie hoch sein Energielevel ist und ob er eher Ruhe oder eher Bewegung braucht.**
- **Nimm dir jeden Tag vor, dich bewusst mit deinem Körper zu verbinden, während er sich bewegt, um Veränderungen deiner Energie zu registrieren (mit anderen Worten: um herauszufinden, unter welchen Umständen deine Energie sich verbraucht, frisch, verändert oder frei fließend anfühlt).**

Körperliche Energie und Stress

- Der menschliche Körper besteht aus Energie und Materie (Zellen, Organe, Muskeln, Faszien, etc.). Letztere ermöglicht dir, dich in dieser Welt zu bewegen. Die Faszien beziehungsweise das Bindegewebe überhaupt spielen eine wichtige Rolle dabei, wie du dich in der Welt bewegst. Verhärtetes oder verklebtes Bindegewebe behindert nicht nur den Energiefluss im Körper und allgemein die Beweglichkeit (Symptome: chronische Kopf- oder Gelenkschmerzen, generell Schmerz im ganzen Körper), sondern sendet auch dem Gehirn ein Dauerstress-Signal. Repetitive Bewegungen, Überbeanspruchung und Bewegungsmangel (langes Sitzen oder Stehen), schlechte Körperhaltung und Stress führen zu körperlicher wie geistiger Anspannung.
- Wenn du die meiste Zeit des Tages in einer bestimmten Position verbringst, solltest du dir angewöhnen, öfter eine Pause einzulegen, um dich (anders) zu bewegen (Haltung verändern, ein paar Schritte auf und ab gehen).
- Wenn du Verspannungen oder eine energetische Blockade in bestimmten Körperpartien wahrnimmst, dann löse diese mithilfe von Techniken wie:
- Stretching, (Yin-)Yoga, Faszientraining, Akupressur, Akupunktur, Triggerpunkttherapie, Tai-Chi, Qigong oder Emotional Freedom Technique (EFT).

SAUERSTOFF

Jede Zelle im Körper braucht Sauerstoff, um ihre Arbeit verrichten zu können und mit den täglichen Belastungen fertigzuwerden. Wir wissen bereits, dass Stress den natürlichen Atemrhythmus negativ beeinflusst, was wiederum unserem Gehirn eine Bedrohungssituation signalisiert. Gewöhne dir daher an, öfter am Tag eine körperachtsame Pause einzulegen, um dein körperliches Stresslevel und deine Ressourcen zu checken:

> Fließt dein Atem insgesamt eher ruhig und kommt aus dem Bauch? Oder atmest du eher schnell aus der Brust heraus? Ist dein Atem kaum wahrnehmbar?
>
> Merkst du, dass sich dein Atem als Reaktion auf belastende Erfahrungen, sei es in der Außenwelt (beunruhigende oder beängstigende Ereignisse) oder in deiner Innenwelt (negative Gedanken über Vergangenheit, Gegenwart, Zukunft) verändert?

BEWUSST ATMEN
Die Praxis

Stress (emotionale Belastungen) kann im Körper »stecken bleiben«, was sich häufig in unserem Atemmuster zeigt. Nimm dir daher regelmäßig Zeit, um hinzuspüren, wie hoch das Stresslevel in deinem Körper ist, und falls nötig mit der Atmung gegenzusteuern.

- Nimm dir vor, dich täglich bewusst mit deiner Atmung zu verbinden und dein Stresslevel zu checken, indem du darauf achtest, wo sich dein Atemfluss blockiert anfühlt.
- Nimm dir vor, täglich bewusst darauf zu achten, wie sich deine Atmung in Reaktion auf bestimmte Dinge verändert (wie etwa Fernseh- oder Zeitungsnachrichten, Posts in sozialen Medien). Konsumiere gegebenenfalls weniger aufregenden oder belastenden Content.
- Nimm dir vor, täglich langsam und tief aus dem Bauch heraus zu atmen, um dein Nervensystem zu beruhigen, wenn du merkst, dass es überaktiv ist (bei beschleunigter, flacher oder eingeschränkter Atmung).

DEM KÖRPER DANKEN
Die Praxis

All diese Übungen haben hoffentlich den Effekt, dass du mehr Gewahrsein dafür entwickelst, wie du über deinen physischen Körper sprichst, denkst und mit ihm umgehst. Vielleicht wird dir bewusst, dass du deinen Körper sehr oft kritisierst, schlechtmachst oder mit dem anderer vergleichst. Unser Körper ist ein wahres Wunderwerk, das Verdauung, Atmung und Herzschlag regelt, ohne dass wir dem die geringste Aufmerksamkeit widmen müssten. Dennoch wissen die wenigsten Menschen diese Schwerstarbeit zu würdigen, die er tagein, tagaus für uns verrichtet.

Den Körper wertzuschätzen heißt, dass wir uns bewusst mit einem Gefühl der Dankbarkeit auf unseren Körper konzentrieren. Mit der folgenden Praxis zur Körperwertschätzung kannst du dich auf kraftvolle Weise wieder mit deinem Körper verbinden. Natürlich können auch hier schwierige Emotionen an die Oberfläche kommen. Vielleicht musst du weinen oder willst das Ganze sein lassen. Möglicherweise ist dies das erste (und einzige) Mal, dass du deinem Körper Wertschätzung zeigst, und das kann sich sehr intensiv anfühlen. Lass solche Gedanken und Gefühle einfach zu, ohne sie zu bewerten.

Wird eine innere Stimme laut, die deinen Körper kritisiert, denke immer daran: Diese Stimme bist nicht *du*. Nimm solche herabsetzenden Bemerkungen als Gelegenheit, alte Gewohnheiten abzustellen, indem du lernst, mit dir auf neue und konstruktive Art und Weise zu sprechen.

Visualisierung zur Körperwertschätzung

1. Suche dir einen sicheren Ort, wo du dich ruhig und ungestört hinsetzen oder -legen kannst. Lass deinen Körper im Hier und Jetzt ankommen. Wenn es dir guttut, kannst du die Augen schließen, um äußere Ablenkungen auszublenden und dich ganz auf deine Innenwelt zu konzentrieren.
2. Atme dreimal tief ein und aus. Spüre, wie die einströmende Luft deinen Bauch weitet, während du dich entspannt dieser friedvollen Empfindung überlässt.
3. Lenke deine Aufmerksamkeit auf Scheitel und Nacken. Spüre einen Augenblick lang diesen Bereich des Körpers, wo sich dein Gehirn befindet. Mach dir bewusst, wie weise dein Geist ist, enthält er doch deine gesamte Lebenserfahrung. Danke deinem Gehirn, dass es diese Weisheit gespeichert hat.

4. Richte deine Aufmerksamkeit jetzt auf deine Brustregion. Spüre einen Augenblick lang den Bereich des Körpers, wo dein Herz sitzt. Spüre die Offenheit und Bereitschaft deines Herzens, Liebe zu geben und zu empfangen, sodass du dich mit der Welt um dich herum verbinden kannst. Nimm dir einen Augenblick Zeit, um deinem Herzen zu danken für die Weisheit, die es gespeichert hat.
5. Gehe jetzt mit deiner Aufmerksamkeit zu Magen und Hüften über. Spüre einen Augenblick lang diesen Bereich des Körpers, der dich Tag für Tag nährt und stützt. Mach dir die Kraft in Magen und Hüften bewusst, dein sicheres Fundament. Nimm dir einen Augenblick Zeit, um Magen und Hüften zu danken für die Weisheit, die sie gespeichert haben.
6. Lenke nun deine Aufmerksamkeit auf Beine und Füße. Spüre einen Augenblick lang diesen Bereich des Körpers, der dich Tag für Tag trägt. Mach dir die Kraft in Beinen und Füßen bewusst, die dir erlaubt, die Bahn deines Lebens zu beschreiten. Nimm dir einen Augenblick Zeit, um Beinen und Füßen zu danken für die Weisheit, die sie gespeichert haben.

DIE KRAFT VON Überzeugungen

Überzeugungen sind praktizierte Gedanken, gesammelt und bestätigt in jahrelanger gelebter Erfahrung. Die meisten dieser Überzeugungen wurden bereits in der Kindheit geprägt, im Unbewussten gespeichert und im Laufe der Zeit ständig wiederholt, sodass sie sich schließlich als neuronale Pfade ins Gehirn eingebrannt haben. Sobald eine Überzeugung einmal im Unbewussten abgelegt ist, wird sie zum Filter, durch den wir nun sämtliche Erfahrungen betrachten. Doch so wie unsere jetzigen Überzeugungen das Ergebnis ständiger Wiederholung sind, können wir neue Überzeugungen im Geist verankern, indem wir regelmäßig jeden Tag neue Gedanken denken.

Gerade wenn du deinen Körper ständig herabsetzt oder dich in ihm nicht wohlfühlst, solltest du mit liebevollen, den Körper bejahenden Affirmationen arbeiten. Wenn du diese neuen Gedanken regelmäßig über einen längeren Zeitraum wiederholst, wirst du zwangsläufig deinen Körper lieben und schätzen lernen, auch wenn du dir das im Moment nicht vorstellen kannst.

Affirmationen

DER WERTSCHÄTZUNG UND LIEBE FÜR DEN KÖRPER

Hier ein paar Vorschläge für Affirmationen, die dir helfen, freundlicher über deinen Körper zu denken. Damit sie ihre neuroplastische Kraft entfalten können, musst du sie täglich wiederholen – und zwar gerade dann, wenn du sie anfangs gar nicht so recht glauben kannst. Vielleicht schreibst du sie auch auf Kärtchen, die du so aufhängst, dass dein Blick immer wieder darauf fällt. Je öfter das Gehirn diesen neuen Botschaften ausgesetzt wird, desto besser.

Mein Körper ist stark und leistungsfähig.
Ich fühle mich in meinem Körper sicher.
Mein Körper besitzt intuitive Weisheit.
Mit jedem Tag wird mein Körper gesünder.
Körperliche Bewegung bringt mich gut durch belastende Emotionen.
Ich liebe und schätze meinen Körper.
Ich weiß, dass mein Körper jeden Tag alles für mich tut.
Ich achte meinen Körper, gönne ihm Ruhe und sorge gut für ihn.
Ich weiß, wann mein Körper Ruhe braucht und wann er möchte, dass ich alles gebe.
Ich nehme ruhig und gelassen die Empfindungen in meinem Körper wahr.
Fühlt sich mein Körper gestresst, atme ich langsam und tief ein und aus.
Ich weiß, wie ich meinem Körper das Gefühl von Sicherheit vermitteln kann.
Mein Körper ist ein wunderbares Geschenk.
Ich bin mit meinem Körper im Einklang.
Ich bin dankbar für meinen Körper und dafür, dass ich durch ihn das Leben erfahren kann.
Mein Körper ist ganz, vollkommen und schön.
Ich bin es wert, dass ich für meinen Körper und seine Bedürfnisse sorge.
An meinem Körper ist nichts, wofür ich mich schämen müsste,
und ich akzeptiere ihn ohne Wenn und Aber.
Ich verzeihe mir, dass ich meinen Körper schlecht behandelt habe.

TAGEBUCH DES KÜNFTIGEN SELBST (TKS)

Transformiere dein Gewohnheitsselbst

Das *Tagebuch des künftigen Selbst (TKS)* entstand im Verlauf meiner eigenen Heilreise. Du kannst dir, wie schon 500 000 Menschen zuvor, die Vorlage kostenlos von meiner Website herunterladen (in englischer Sprache) oder die im Anhang verwenden. Ich habe sehr viele Zuschriften erhalten von Leuten, die berichten, wie sich ihr Leben veränderte, nachdem sie angefangen haben, täglich mit dem TKS zu arbeiten. Auch ich selbst arbeite noch immer damit, und es hat auch mein Leben stark verändert. Das TKS macht sich die Neuroplastizität des Gehirns zunutze, die Fähigkeit, solange wir leben, neuronale Pfade zu verändern beziehungsweise neu anzulegen. Regelmäßig angewendet erlaubt dir diese Praxis, den unbewussten Autopilot-Modus (= die Gewohnheitsmuster, in denen du feststeckst) zu verlassen.

Durch folgende bewusste Schritte kannst du diesen Veränderungsprozess anstoßen:

- Beobachte, was dich in deinen alten Konditionierungen (die uns auch im Rest des Buches beschäftigen werden) verharren lässt.
- Formuliere täglich und bewusst die Absicht, dich zu ändern.
- Entscheide dich für kleine, machbare Schritte, die deine täglichen Weichenstellungen für eine bessere Zukunft unterstützen.
- Bestärke dich selbst in diesen täglichen Entscheidungen, auch wenn Veränderung schwer ist und du in dir Widerstände verspürst.

Wähle aus dem Wellness-Check von Seite 67 (Ernährung, Ruhe/Bewegung, Schlaf, Stress) einen Bereich, in dem du eine neue Gewohnheit ausbilden möchtest, die deinen körperlichen Bedürfnissen besser gerecht wird.

Beschließe, dir selbst jeden Tag ein kleines Versprechen zu geben und es einzuhalten, weil es dir hilft, dein Ziel zu erreichen und deinen Alltag besser auf deine körperlichen Bedürfnisse abzustimmen.

Ergänze täglich die nachfolgenden Teilsätze (du kannst auch eigene, ähnliche Formulierungen verwenden). Dein Entschluss, dich zu ändern, wird dir helfen, dein Versprechen an dich selbst einzuhalten und eine neue, positive Gewohnheit zu entwickeln.

Heute bin ich mir beim Essen meines Körpers bewusst.

Ich bin dankbar für die Gelegenheit zu erforschen, wie es sich anfühlt, wenn ich mir meines Körpers gewahr bin.

Eine Veränderung auf diesem Gebiet erlaubt mir, eher zu spüren, ob mein Körper satt ist.

Heute übe ich, indem ich mir bewusst mache, wie sich meine körperlichen Empfindungen während des Essens verändern.

Heute bin ich ____

Ich bin dankbar für ____

Eine Veränderung auf diesem Gebiet erlaubt mir, ______________________________

Heute übe ich, indem ich ____

Wenn du dieses Tagebuch täglich führst, kannst du nach und nach jene Selbstfürsorgeroutinen ändern, die nicht zu den einzigartigen Anforderungen speziell deines Körpers passen. Vergiss nicht: Beharrlichkeit ist die Grundvoraussetzung für neue Gewohnheiten. Und Beharrlichkeit heißt, dass du deine neue Gewohnheit täglich einübst, damit sie dir in Fleisch und Blut übergeht. Es mag Tage oder gar Wochen dauern, bis es so weit ist, je nachdem wie deine persönliche Reise aussieht. Aber sie beginnt immer mit einem kleinen Versprechen, das du dir selbst gibst und hältst. So fängt wahrer Wandel an.

In Teil II hast du intensiv und tief an dir gearbeitet. Höchste Zeit, dass du dich selbst dafür feierst! Nun sind wir bereit für die nächste Etappe: die Begegnung mit unserem emotionalen Selbst.

NACHDEM DU DIE ÜBUNGEN IN TEIL II GEMACHT HAST, WIRST DU

um die Verbindung zwischen Körper und Geist wissen,

die Mind-Body-Werkzeuge richtig anwenden,

die Rolle verstehen, die das Nervensystem für dein Wohlbefinden spielt,

durch Regulierung deines Nervensystems sicher in deinen Körper heimkehren.

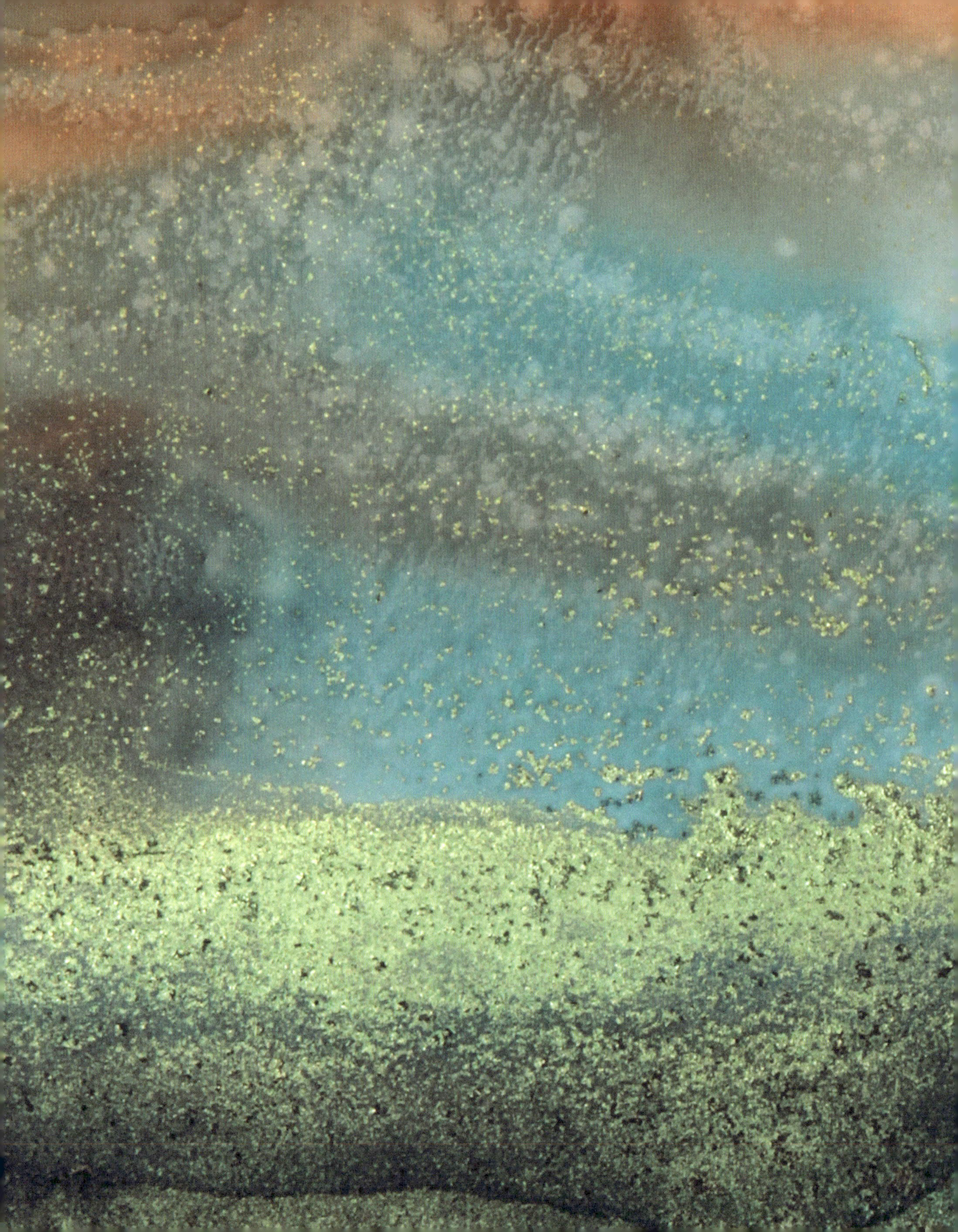

TEIL III

ERKUNDE DEIN EMOTIONALES SELBST

VON EMOTIONEN GELENKT

IN TEIL III WIRST DU LERNEN:

Wie der konditionierte Geist entsteht

Was dein Ego ist und welche Rolle es in deinem Leben spielt

Wie deine grundlegenden Überzeugungen aussehen und wie sie sich auf dich auswirken

Wie die Zyklen emotionaler Sucht entstehen

Unsere Emotionen beeinflussen maßgeblich, wie wir die Welt um uns herum erleben. Unser Geist und unser Körper sind miteinander verbunden und erzeugen gemeinsam unsere emotionale Erfahrung. Im Körper zeigen sich Emotionen als Empfindungen, im Geist als Gedanken oder Gefühle. Angst macht sich körperlich bemerkbar, zum Beispiel durch ein Engegefühl in der Brust oder als überschießende Energie in Armen und Beinen, die dich zappelig macht. Geistig äußert Angst sich in ewigen hypothetischen Vorstellungen (»Was wäre wenn …?«) und Worst-Case-Szenarien, bei denen sich bestimmte Gedanken ständig wiederholen.

Die Reise, die dich zum Verständnis deines emotionalen Selbst führen wird, hat weitreichende Folgen. Du wirst entdecken, dass der Großteil dessen, was du denkst, fühlst und tust, auf frühere Konditionierungen zurückgeht und nicht widerspiegelt, wer *du* tatsächlich bist. Diese Konditionierungen erzeugen die Emotionen, die wir täglich erleben. Also nehmen wir sie mal unter die Lupe.

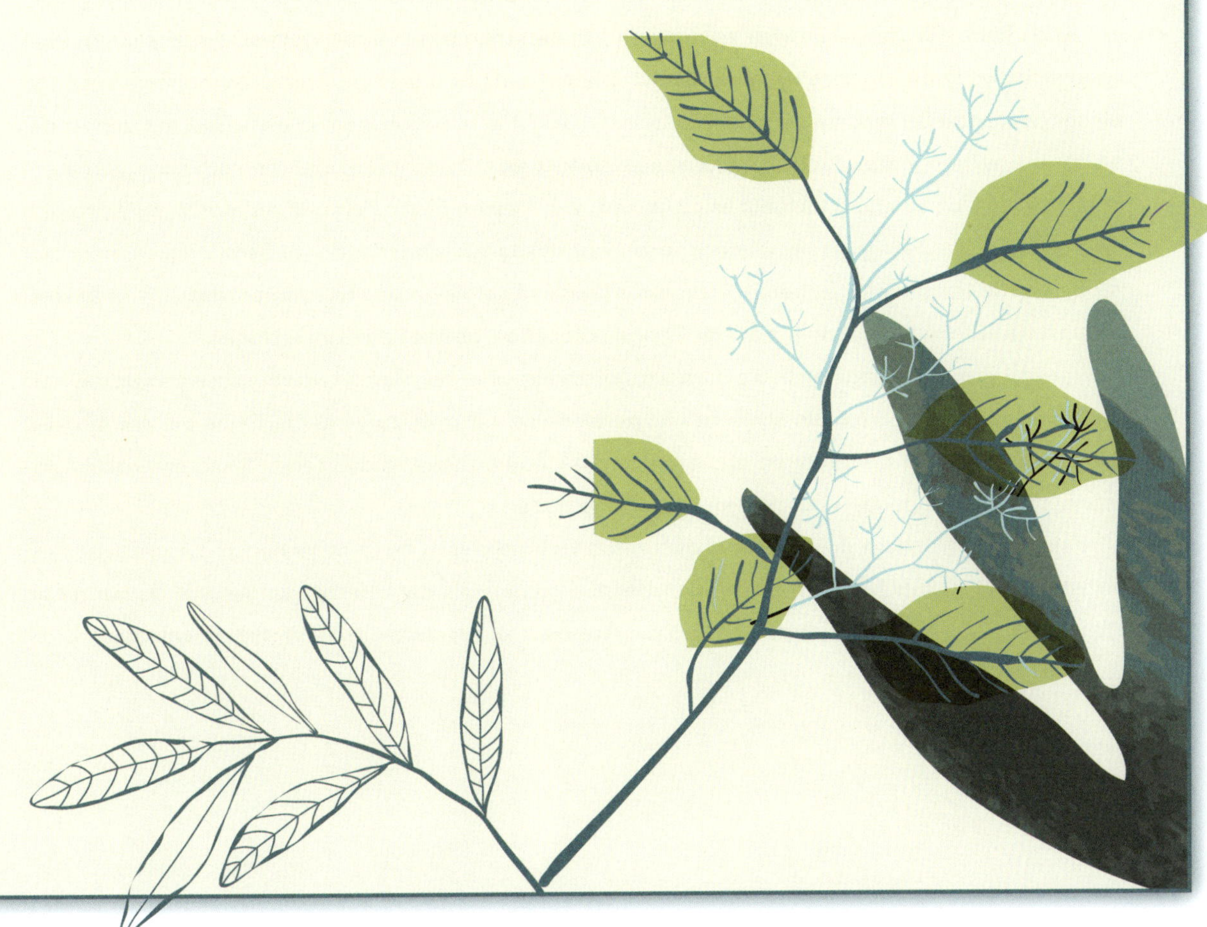

DEIN KONDITIONIERTER GEIST

Unsere Konditionierungen sind im unbewussten Teil unseres Geistes abgespeichert. Dort finden sich alle Geschichten darüber, wer oder was wir zu sein glauben. Unser konditionierter Geist ist ein Gewohnheitstier. Das heißt, dass wir immer die gleichen Gedanken und Gefühle haben und jeden Tag auf die gleiche Weise reagieren. Und je öfter wir diese Gewohnheitsmuster fortschreiben, das weißt du vermutlich noch aus dem Kapitel über Neuroplastizität (Seite 43, desto häufiger aktivieren wir im Gehirn dieselben neuronalen Netzwerke. Irgendwann haben wir sie so oft befeuert, dass sie sich verfestigen (zur *Gewohnheit* werden). Die Konsequenz ist der Autopilot, der unseren konditionierten Geist steuert.

Der konditionierte Geist beeinflusst, wie wir uns selbst und andere Menschen wahrnehmen. Das fängt schon bei der Geburt an, wenn unser Gehirn sich noch entwickelt. Alles, was wir hören und sehen, wird von unserem Unbewussten aufgesogen. Indem wir in die Welt um uns herum eintauchen, lernen wir soziale Signale, Sprache und sammeln viele andere Informationen.

Als Kinder besitzen wir noch nicht die geistige und emotionale Reife beziehungsweise die Fähigkeit, uns einen Reim auf unsere Umwelt zu machen. Wir befinden uns in einem Entwicklungsstadium (der *egozentrischen Phase*), in dem wir alles, was wir erleben, auf uns beziehen. *Was wir oder andere tun, sagt für uns etwas darüber aus, wer wir sind.* Wenn unsere wichtigste Bezugsperson mehr Zeit mit der Arbeit als mit uns verbringt oder Suchtverhalten zeigt, sodass sie sich nicht um uns kümmern kann, verinnerlichen wir die Überzeugung: »Ich bin es nicht wert, von meinen Eltern Zeit und Aufmerksamkeit zu bekommen.« Da wir geistig und emotional noch nicht ausgereift sind, haben wir Schwierigkeiten zu akzeptieren, dass unser Vater/unsere Mutter nicht da ist, selbst wenn sie uns erklären, dass sie ihr Bestes tun, um die Familie zu ernähren, oder die Drogen brauchen, um ihr Leben zu ertragen.

Wer eine Bezugsperson hatte, die grob war, jähzornig, oder an allem etwas auszusetzen hatte, hat vielleicht verinnerlicht: »Ich bin schlecht und verdiene es, bestraft zu werden.« Ohne die emotionale Reife, die uns solche Erfahrungen aus einer umfassenderen Perspektive sehen lässt, entwickeln wir schädliche Überzeugungen, die sich ein Leben lang halten.

Ich kann dir versichern, dass mit dir alles stimmt. Vermutlich bist du dir der schönsten Aspekte deines Selbst noch nicht mal bewusst. Doch du bist fest entschlossen, die Überzeugungen, die du auf diese Weise übernommen hast, zu verlernen und die Wahrheit zu entdecken – die Wahrheit, wer du wirklich bist.

Dein Ego schützt deinen konditionierten Geist

Unser Geist gibt dem, was wir erleben, immer eine Bedeutung. Wir lernen einen interessanten Menschen kennen, doch er oder sie meldet sich nicht sofort, also interpretieren wir diese Erfahrung als: »Diese Person hat kein Interesse an mir.« Werden wir bei einer Beförderung übergangen, glauben wir, es läge daran, dass unsere Vorgesetzten »uns als unqualifiziert betrachten«. Je öfter wir diese Annahmen in unsere Erfahrung hineindeuten, desto eher wird daraus eine Geschichte, die unser ganzes Leben bestimmt. Diese Geschichten machen unser *Ego* aus. Auf der Basis unserer gesamten Lebenserfahrung verfestigt sich unser Ego zu der Vorstellung davon, *wer wir zu sein glauben.*

Durch den Filter des Egos gelangen dann nur noch jene Informationen in unser Bewusstsein, die zu den Überzeugungen unseres konditionierten Geistes passen. Glaubt der konditionierte Geist, dass wir unwürdig oder wertlos sind, werden all unsere Erfahrungen durch diesen Filter betrachtet. Ein Beispiel: Wir beginnen eine neue Beziehung, die Chemie stimmt, und trotzdem machen wir uns vom ersten Tag an Sorgen. Meldet sich der oder die andere nicht sofort, grübeln wir: »Habe ich etwas falsch gemacht? Habe ich zu viel über x geredet?« Diese Egogeschichten, die unserer Erfahrung unterlegte Bedeutung, sind Strategien, wie unser Geist mit Ungewissheit umgeht. Denn mit Ungewissheit fühlt er sich unwohl. Er verlässt sich gerne auf die Gewissheit des Bekannten und auf bereits »bestätigte« Überzeugungen. (»Ich bin die Zeit oder Aufmerksamkeit meiner Eltern nicht wert.«) Damit fühlen wir uns sicher.

Vielleicht fragst du dich jetzt: »Warum sollte mein Ego an einer Geschichte festhalten, die verletzend ist?« Die Antwort ist: Ein verletzendes »und darum« ist immer besser als die offene, ungewisse Wirklichkeit. Vermutlich ist dir schon mal aufgefallen, dass Menschen nur sehr selten einfach sagen: »Das weiß ich nicht«, wenn sie die Antwort auf eine Frage nicht kennen. Lieber denken sie sich eine vernünftig klingende Erklärung aus. Der menschliche Geist verlangt nach Gewissheit. Und das treibt unser Ego dazu, unermüdlich jene Geschichten zu bestätigen, die wir schon von Kindesbeinen an wiederholen.

Die Überzeugungen, die in unserem Unbewussten abgespeichert sind, beeinflussen auch unsere körperliche Erfahrung. Wenn wir uns auf das Gefühl der Zurückweisung konzentrieren, weil wir nicht »gut genug« sind, dann reagiert unser Nervensystem auf die wahrgenommene Bedrohung: Unser Herz fängt an zu rasen, der Atem geht schneller und unsere Muskeln spannen sich an. Je länger unser Nervensystem in diesem dysregulierten Zustand verharrt, desto stärker reagieren Geist und Körper aufeinander. Das emotionale und körperliche Unwohlsein wird schließlich unerträglich. Mit diesem Unwohlsein gehen wir dann häufig auf eine Weise um, die wir später bedauern, zum Beispiel indem wir »zwanghaft« unsere Dating-Apps oder Social-Media-Accounts überwachen. Für viele Menschen führt dieser physiologische Zyklus in die emotionale Sucht. (Darüber mehr auf Seite 167.

ERKUNDE DEIN EMOTIONALES SELBST

Wir hegen so viele Überzeugungen, dass wir uns vermutlich nie aller bewusst werden. Der Großteil hatte sich gebildet, bevor wir uns willentlich dafür entscheiden konnten. Wir haben sie als Kinder von unserem Umfeld geerbt – von unseren Bezugspersonen, von Schule, Kindheitsfreunden, den Medien. Man bezeichnet sie als Grundüberzeugungen, und unser Gehirn leistet Schwerstarbeit, um sie immer wieder zu bestätigen. So generiert es die Wirklichkeit, die wir jeden Tag erleben.

Unser Ego schützt unsere Grundüberzeugungen. Werden diese infrage gestellt, reagiert es häufig mit emotionalen Automatismen. Viele Menschen fangen an herumzubrüllen, um ihre Überzeugungen zu verteidigen, wenn jemand anderer Ansicht ist. Manche geben sich mit Andersdenkenden grundsätzlich nicht ab.

Da unser Ego unsere *Identität* mit unseren Überzeugungen gleichsetzt, kann bereits ein leichter Widerspruch zu einer Ganzkörperreaktion des Nervensystems führen. Einfach ausgedrückt: Überzeugungen, die unsere Identität infrage stellen, fühlen sich an, als wäre bedroht, *was wir sind.* Daher ist es so wichtig zu begreifen, dass wir nicht unsere Überzeugungen sind. Neugier, Offenheit und die Bereitschaft, mit Menschen zu kommunizieren, die uns herausfordern, zeigen uns, welche Überzeugungen zu unseren wahren Werten passen.

DIE FILTER UNSERES *Geistes*

Unser Gehirn wird täglich mit Reizen aus der Außenwelt bombardiert. Da es diese Fülle an Informationen nicht verarbeiten kann, filtert ein Teil des Gehirns, nämlich das aufsteigende retikuläre Aktivierungssystem (ARAS), alles heraus, was nicht gebraucht wird, und lässt nur die wichtigen Informationen durch. Ein Beispiel für das ARAS in Aktion: Trotz lautem Stimmengewirr in einem Restaurant hörst du, wie jemand am Nebentisch deinen Namen sagt. Deine Überzeugungen sind einer der Filter, anhand derer das ARAS klärt, was für dich wichtig ist. Dein Unbewusstes bestätigt mithilfe des ARAS seine Überzeugungen, auch wenn diese für dein jetziges Leben keine Bedeutung mehr haben. Das heißt: Wenn du insgeheim glaubst, dass du eine Hochstaplerin bist, wirst du immer wieder Beispiele finden, die diese Überzeugung bestätigen. Also fängst du am besten an, deinen Grundüberzeugungen auf die Spur zu kommen – mit den folgenden Fragen.

WAS SIND DEINE GRUNDÜBERZEUGUNGEN?

Mit dieser Übung identifizierst du die verschiedenen Grundüberzeugungen, die in deinem Unbewussten gespeichert sind. Manche davon sind mit schmerzlichen Erfahrungen verknüpft. Diese unangenehmen Erlebnisse – und die Emotionen, die sie hervorrufen – sind nicht neu. Sie ruhten bis jetzt nur tief in deinem Unbewussten. Wenn du deine Grundüberzeugungen erforschst, dann lüftest du den Schleier über früheren Erfahrungen, die dein Geist lieber unter Verschluss halten würde. Daher ist es so wichtig, dass du dir wertungsfrei und mitfühlend begegnest, wenn du diese Übungen machst.

ETHNISCHE ZUGEHÖRIGKEIT

Was kommt dir in den Sinn, wenn du über den Begriff der »ethnischen Zugehörigkeit« nachdenkst? Wie sehr fühlst du dich deiner Ethnie verbunden? Welche Überzeugungen prägen dein Bild von Menschen, die so aussehen wie du? Was denkst und glaubst du von Menschen, die anders aussehen?

RELIGION ODER SPIRITUALITÄT

Was fällt dir ein zu »Religion« oder »Spiritualität«? Was sind deine Ansichten zum Thema »Religion«? Was bedeutet dir deine Verbundenheit (oder Nicht-Verbundenheit) mit einer höheren Macht?

BEZIEHUNGEN

Woran denkst du, wenn du über Beziehungen und ihren Sinn nachdenkst? Was fällt dir ein, wenn du über verschiedene *Rollen* in Beziehungen nachdenkst? Wie sollte deine Rolle in Beziehungen aussehen?

GESCHLECHT

Was kommt dir in den Sinn, wenn du über das Thema »Geschlecht« nachdenkst? Was bedeutet es für dich? Welche Rollen solltest du, deinem Geschlecht entsprechend, in deinen Augen spielen? Welche Geschlechterrollen hast du bei deinen Eltern erlebt?

GEFÜHLE

Gibt es Gefühle, die man deiner Ansicht nach ruhig ausdrücken kann? Und welche sollte man in deinen Augen für sich behalten?

GELD

Was fällt dir ein zum Thema »Geld«? Was bedeutet dir Geld? Was hat man dir über Geld beigebracht?

BERUFUNG/LEBENSSINN

Was spielt sich in deinem Kopf ab, wenn du über Arbeit, deinen Job oder deine Karriere nachdenkst? Wie glaubst du, wenn überhaupt, drückt sich deine Leidenschaft, dein Lebenssinn, in deinem Bild von Arbeit beziehungsweise deiner Arbeitserfahrung aus?

WELTANSCHAUUNG

Was denkst du von der Welt? Ist sie sicher oder unsicher? Ist sie gerecht oder ungerecht? Denkst du, du kannst in ihr etwas bewirken? Oder hältst du dein Handeln für sinnlos?

SEXUALITÄT ODER KÖRPERLICHE ANZIEHUNG

Was fällt dir ein, wenn du über Sexualität, körperliche Anziehung und Körperkontakt nachdenkst? Was spielt sich in deinem Kopf ab, wenn du dich mit Sex und sexuellen Aktivitäten beschäftigst?

SCHÖNHEITSIDEALE

Was denkst du, wenn du dich mit Schönheit und einem körperlichen Idealbild auseinandersetzt? Welche Botschaften über die körperliche Erscheinung hast du von deinen Eltern oder anderen Bezugspersonen mitbekommen?

STIMMEN DEINE ÜBERZEUGUNGEN MIT DEINEM VERHALTEN ÜBEREIN?

Sobald sich unser Ego einmischt, sehen wir unser Verhalten meist nicht ganz objektiv. Das ist ein Schutzmechanismus, der verhindert, dass wir uns ändern. Vielleicht hast du schon mal sagen hören, dass jemand etwas einfach »nicht wahrhaben« will. Genau das macht das Ego. Es macht uns blind für die Realität unseres Selbst. Um dich selbst sehen zu können, musst du hinter das Ego schauen und all die Geschichten, die es dir erzählt. Manche Menschen nennen dies *Erwachen*. Und das ist kein leichter Prozess. Wenn wir erwachen und erkennen, wer wir wirklich sind und welche Rolle wir in unserer Wirklichkeit spielen, können wir ein Dasein voller Integrität und Sinn führen. Dann nämlich, wenn unsere Überzeugungen und unser Tun übereinstimmen.

Die nächste Übung wird dir helfen herauszufinden, ob Worte und Taten bei dir im Einklang stehen. Bei den meisten von uns passen die Überzeugungen nicht immer zum Verhalten. Das ist ganz normal und nichts, weswegen man sich schämen müsste. Sobald wir solche Unstimmigkeiten aufdecken und damit auch unsere wahren Überzeugungen, können wir unser Verhalten dementsprechend ändern.

Überzeugungen in puncto ethnische Zugehörigkeit (Seite 107)

____

____

Dein Verhalten: Wie verhältst du dich Menschen gegenüber, die so aussehen wie du? Wie behandelst du sie? Wie benimmst du dich gegenüber Menschen, die anders aussehen?

____

____

STIMMEN DEINE ÜBERZEUGUNGEN UND DEIN VERHALTEN ÜBEREIN?

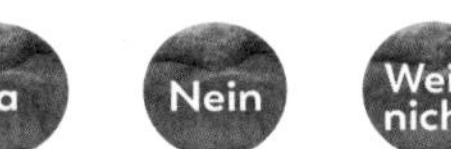

Religiöse und spirituelle Überzeugungen (Seite 107)

Dein Verhalten: Welche Rolle spielen Religion oder Spiritualität (der Glaube an eine höhere Macht, einen Ursprung, an das Universum) in deinem Alltag?

STIMMEN DEINE ÜBERZEUGUNGEN UND DEIN VERHALTEN ÜBEREIN?

Ja Nein Weiß nicht

Überzeugungen in puncto Beziehung (Seite 107)

Dein Verhalten: Wie erlebst du deine Beziehungen? Welche Rolle spielst du darin? Wie geht es dir mit diesen Rollen?

STIMMEN DEINE ÜBERZEUGUNGEN UND DEIN VERHALTEN ÜBEREIN?

Ja Nein Weiß nicht

Überzeugungen in puncto Geschlechter (Seite 107)

Dein Verhalten: Was erlaubst du dir aufgrund deines Geschlechts? Was tust du nicht aufgrund deines Geschlechts?

____

____

STIMMEN DEINE ÜBERZEUGUNGEN UND DEIN VERHALTEN ÜBEREIN?

Ja Nein Weiß nicht

Überzeugungen im Hinblick auf Gefühle (Seite 108)

____

____

Dein Verhalten: Welche Gefühle erlaubst du dir? Welche Gefühle gestehst du dir nicht zu?

____

____

STIMMEN DEINE ÜBERZEUGUNGEN UND DEIN VERHALTEN ÜBEREIN?

Ja Nein Weiß nicht

Überzeugungen in puncto Geld (Seite 108)

____

____

Dein Verhalten: Welche Rolle spielt Geld in deinem Leben? Wie gibst du es aus? Fühlst du dich wohl damit, über Geld zu sprechen oder es zu bekommen?

____

____

STIMMEN DEINE ÜBERZEUGUNGEN UND DEIN VERHALTEN ÜBEREIN?

Ja Nein Weiß nicht

Überzeugungen in puncto Berufung/Lebenssinn (Seite 108)

Dein Verhalten: Welche Rolle spielen Arbeit, Job und Karriere in deinem Leben? Wie schlägt sich deine innere Leidenschaft oder dein Lebenssinn in deiner Arbeit nieder, wenn überhaupt?

STIMMEN DEINE ÜBERZEUGUNGEN UND DEIN VERHALTEN ÜBEREIN?

Ja Nein Weiß nicht

Weltanschauliche Überzeugungen (Seite 108)

Dein Verhalten: Wie erlebst du die Welt im Allgemeinen? Fühlst du dich sicher und kannst du dem Lauf der Dinge vertrauen? Oder fühlst du dich machtlos und vertraust der Welt nicht?

STIMMEN DEINE ÜBERZEUGUNGEN UND DEIN VERHALTEN ÜBEREIN?

Ja Nein Weiß nicht

Überzeugungen im Hinblick auf Sexualität und körperliche Anziehung (Seite 108)

Dein Verhalten: Kannst du locker über Sex nachdenken oder reden? Fühlst du dich wohl mit engem Körperkontakt?

____

____

STIMMEN DEINE ÜBERZEUGUNGEN UND DEIN VERHALTEN ÜBEREIN?

Ja Nein Weiß nicht

Überzeugungen über Schönheit und körperliche Erscheinung (Seite 108)

____

____

Dein Verhalten: Bist du zufrieden mit deiner äußeren Erscheinung? Fühlst du dich wohl damit? Wie veränderst du deine äußere Erscheinung, damit sie zu deinem Idealbild passt?

____

____

STIMMEN DEINE ÜBERZEUGUNGEN UND DEIN VERHALTEN ÜBEREIN?

Ja Nein Weiß nicht

LERNE DEIN INNERES KIND KENNEN

Nun, da wir einige der Überzeugungen kennengelernt haben, die unsere Erfahrungen färben, können wir noch tiefer ins Unbewusste vordringen. Das innere Kind ist jener Teil des Unbewussten, in dem wir unsere unerfüllten Bedürfnisse aus der Kindheit tragen, unsere unterdrückten Emotionen, unsere Vorstellungskraft, Kreativität, Intuition und unsere spielerische Seite. Dort finden sich auch unsere Verletzungen aus beschämenden und traumatisierenden früheren Erfahrungen. Fast jeder von uns hat in der Kindheit beschämende Dinge erlebt, die uns überfordert und tiefe Wunden hinterlassen haben. Diese Wunden verschwinden nicht, wenn wir zu Erwachsenen werden. Unser inneres Kind trägt sie weiter in sich. Diese Verletzungen oder unerlösten emotionalen Erfahrungen schaffen und prägen viele unserer jetzigen unbewussten Verhaltensweisen.

Unser inneres Kind will gesehen, gehört und anerkannt werden. Es will sein, *wer es ist*. Für viele Menschen, mit denen ich gearbeitet habe, verändert allein das Wissen um die Existenz des inneren Kindes die Art, wie sie mit sich selbst umgehen. Als Kinder hatten wir weder die Möglichkeit noch die Fähigkeit, uns in bestimmten Situationen zu schützen. Kein Kind ist selbst verantwortlich für den missbräuchlichen Umgang, den es erfahren hat, noch hat es ihn verdient oder gewollt, niemals! Als Erwachsene aber haben wir die Möglichkeit – und die Verantwortung –, das verletzte innere Kind in uns ans Licht zu bringen und anzuerkennen. Es ist unsere Aufgabe, unser eigener weiser und liebender innerer Elternteil zu werden, der die grundlegenden Bedürfnisse stillt, die in unserer Kindheit nicht erfüllt wurden. Doch das kann erst geschehen, wenn wir uns die Zeit nehmen, unser inneres Kind kennenzulernen, seine Existenz zu akzeptieren und seine Grundbedürfnisse zu verstehen.

Auf den folgenden Seiten findest du Übungen, die dir helfen, diese Bedürfnisse zu erkennen und zu entscheiden, ob sie erfüllt wurden oder nicht. Bevor wir weitergehen, möchte ich darauf hinweisen, dass es für manche Menschen unangenehm ist, sich ihrem inneren Kind zuzuwenden. Als ich anfing, mich damit zu beschäftigen, hatte ich eine Menge mentaler Widerstände zu überwinden. Wenn du in der Kindheit Missbrauch oder Vernachlässigung erfahren hast, dann fühlt es sich nicht sicher an, eine Verbindung zum inneren Kind herzustellen. Nimm dir eine Auszeit, wann immer du sie brauchst. Du kannst diese Übungen auch mit therapeutischer Unterstützung machen, wenn sie dir allein schwerfallen.

Werden die Grundbedürfnisse des inneren Kindes nicht zuverlässig erfüllt, entsteht daraus eine Verletzung, deren Schmerz bleibt. Auf der folgenden Seite findest du eine Tabelle, die die Bedürfnisse des inneren Kindes beschreibt. Nimm dir Zeit, um festzustellen, welche Gefühle und Verhaltensweisen du von dir kennst und wie sie mit den Verletzungen deines inneren Kindes zusammenhängen.

GRUNDBEDÜRFNISSE DES INNEREN KINDES

IDENTITÄT/BEDEUTUNG IN DER WELT	Selbstgefühl, Bewusstsein dafür, wer ich bin; klare Verbundenheit mit der Familie und Gemeinschaft
SICHERHEIT	Sicherheit, sich voll ausdrücken zu können; Vertrauen in Beziehungen
VERBUNDENHEIT/LIEBE	Emotionale Bindung, die aus einer sicheren Verbundenheit entsteht und aus dem Gefühl, die eigene Verletzlichkeit zeigen zu können
UNABHÄNGIGKEIT	Freiheit, sich für das zu entscheiden, was das Beste für einen ist – ohne Druck, Zwang oder Risiko für die Beziehung
ABWECHSLUNG/ANREGUNG	Wunsch zu lernen; neue Dinge zu erleben; Gefühl der Offenheit und Aufnahmefähigkeit
WACHSTUM	Bereitschaft, sich Herausforderungen zu stellen, um zu lernen und zu wachsen beziehungsweise gewandelt aus einer Erfahrung hervorzugehen

EIGENSCHAFTEN EINES VERWUNDETEN UND EINES GUT VERSORGTEN INNEREN KINDES

DAS VERWUNDETE INNERE KIND	DAS GUT VERSORGTE INNERE KIND
Fühlt sich unsicher	Fühlt sich sicher
Verteilt Schuldzuweisungen (an sich und andere); ist ständig in Habt-Acht-Stellung	Sieht sich selbst, ohne sich zu verurteilen; erlaubt authentischen Selbstausdruck (für sich und andere)
Vergleicht sich stets mit anderen (sucht Bestätigung in der Außenwelt)	Hat einen gut verankerten inneren Selbstwert
Denkt in Beschränkungen (»Ich bin nicht gut genug.« Oder: »Es ist nicht genug für alle da.«)	Ist offen für Möglichkeiten (erkennt, dass es immer eine Chance gibt)
Neigt zu Überreaktion oder übermäßiger Abgrenzung (verfällt in Schweigen oder Rückzug, d. h. Dissoziation)	Ist offen für Spiel, Fantasie und Kreativität (d. h. Malen, Schreiben, Zeichnen etc.)
Schwarz-Weiß-Denken (glaubt, dass *richtig* oder *falsch* absolute Werte sind)	Ist offen für viele Blickwinkel bzw. Interpretationen
Vernachlässigt sich oder verletzt sich selbst	Übt sich diszipliniert in Selbstfürsorge (Bewegung bzw. Ruhe, wann immer nötig)
Erkennt keine Grenzen an (bei sich und anderen)	Akzeptiert Grenzen (bei sich und anderen)

TAGEBUCH DES INNEREN KINDES

Lass uns nun schauen, wo sich dein inneres Kind im Alltag zeigt und wie es diesen beeinflusst.

- Beobachte dein inneres Kind einen ganzen Tag lang. Die Tabelle auf S. 115 wird dir dabei helfen.
- Suche dir einen sicheren, ruhigen Ort, an dem du dich wohlfühlst und nicht abgelenkt wirst.
- Überlege dir, wie du die unten aufgeführten Sätze vervollständigen würdest, und schreibe es auf, entweder in den vorgegebenen Zeilen oder in deinem Tagebuch.

ERLEBEN

Was aktiviert die Verletzungen meines inneren Kindes? (Hol dir Anregungen in der Tabelle, die das verwundete innere Kind mit dem gut versorgten vergleicht.)

GEDANKEN

Was denke ich, wenn mein inneres Kind aktiv ist?

GEFÜHLE

Was fühle ich, wenn mein inneres Kind sich meldet? (Konzentriere dich auf deine Empfindungen.)

REAKTIONEN

Wie reagiere ich, wenn mein inneres Kind aktiv ist? (zum Beispiel mit Wutanfällen, Beleidigtsein, Rückzug etc.)

DIE SIEBEN ARCHETYPEN DES INNEREN KINDES

Als wir klein waren, hatten die meisten von uns Zugang zu jenem kindlichen Teil seiner selbst, der sich frei fühlte, der der Welt mit Staunen und Ehrfurcht begegnete und mit der inneren Weisheit ihres authentischen Selbst verbunden war. Mit der Zeit haben sich die meisten Menschen aufgrund ihrer Konditionierung und ihrer Erfahrungen von diesem authentischen Teil abgewandt, um eine Rolle zu spielen, die ihnen half, die für sie verfügbare Liebe zu bekommen. Unten findest du eine Liste häufiger Archetypen des inneren Kindes. Lies dir die Beschreibungen durch und überlege, welche dieser Rollen dein inneres Kind angenommen hat.

- **DER FÜRSORGLICHE** zieht seinen Selbstwert und seine Identität daraus, dass er seine Bedürfnisse vernachlässigt. Glaubt, der einzige Weg, geliebt zu werden, sei, sich um andere zu kümmern.
- **DIE HOCHLEISTERIN** fühlt sich nur dann gesehen, gehört und für gut befunden, wenn sie Erfolg hat und Leistung bringt. Sie braucht Bestätigung von außen, um ihren geringen Selbstwert auszugleichen. Liebe glaubt sie nur dann zu verdienen, wenn sie Leistung bringt.
- **DER LEISTUNGSVERWEIGERER** macht sich aus Angst vor Kritik oder Scham über früheres Versagen so klein wie möglich. Er will nicht gesehen werden oder sein Potenzial ausleben. Er wirft häufig schon hin, bevor er überhaupt angefangen hat. Für liebenswert hält er sich nur, wenn er unsichtbar ist und nicht bemerkt wird.
- **DIE RETTERIN/DIE BESCHÜTZERIN** betrachtet andere als hilflos, unfähig und abhängig. Sie bezieht ihren Selbstwert aus der Machtstellung, die sie erlangt, indem sie anderen in Zeiten der Not beispringt. Liebe ist in ihren Augen nur dann möglich, wenn sie die Probleme anderer löst.
- **DER PARTYLÖWE** präsentiert sich immer als glücklich, fröhlich, witzig. Er zeigt nie Schmerz, Schwäche oder Verletzlichkeit. Der einzige Weg zur Liebe liegt in seinen Augen darin, andere glücklich zu machen.
- **DIE JASAGERIN** lässt alles stehen und liegen, wenn es gilt, alle Wünsche und Bedürfnisse der Mitmenschen zu erfüllen. Wie der Fürsorgliche neigt sie zur Selbstaufopferung. Glaubt, dass Selbstlosigkeit der einzig mögliche Weg zur Liebe ist.
- **DER HELDENVEREHRER** sucht ständig nach einem Guru, einem Lehrer, dem er nachfolgen kann. Wie als Kind, als er eine Elternfigur (oder eine andere Bezugsperson) auf ein Podest stellte und sie für fehlerfrei erklärte. Er glaubt, dass der einzige Weg zur Liebe über die Verleugnung der eigenen Bedürfnisse, Wünsche und intuitiven Einsichten führt. Seine Mitmenschen sind für ihn Vorbild, die ihm zeigen, wie man das Leben führen sollte.

SCHREIBE EINEN BRIEF AN DEIN INNERES KIND

Die Neurowissenschaften belegen, dass es die kognitiven Fähigkeiten stärkt und die Neuroplastizität fördert, wenn wir unsere Gedanken mit der Hand niederschreiben. Die so aufgebauten neuen neuronalen Muster erlauben uns, unsere Gedanken, Gefühle, Verhaltensweisen und Reaktionen zu ändern. Sich mit der Stimme eines liebenden und weisen inneren Elternteils ans innere Kind zu wenden ist eine gute Möglichkeit, um die eigenen Wunden zu heilen.

Suche dir einen ruhigen, sicheren Ort, an dem du dich wohlfühlst und nicht gestört wirst.

Wenn möglich, besorge dir ein Foto von dir selbst im Alter zwischen drei und sieben. Schau dieses Foto an und frage dich:

- Was möchte ich meinem kindlichen Selbst sagen?
- Was hätte mein kindliches Selbst wissen sollen, das ihm niemand gesagt hat?
- Wenn ich in der Zeit zurückgehen und meinem kindlichen Selbst Ermutigung, Liebe und Unterstützung geben könnte, was würde ich ihm dann sagen?

Nutze diese Stichworte, um einen Brief an dein inneres Kind zu schreiben. Er kann so lang oder so kurz werden, wie du möchtest. Lass die Worte einfach aufs Papier fließen. Du kannst auch mit deiner nichtdominanten Hand schreiben. So bekommst du vielleicht eher Zugang zu diesem frühen Teil deiner selbst. Üblicherweise melden sich dabei starke Gefühle. Lass sie zu, auch wenn du weinen musst. Denk an die Werkzeuge deines inneren Unterstützungssystem (Seite 15, das du mit den Übungen ab Seite 16 entwickelt hast und hoffentlich seither regelmäßig einübst. Wenn dir diese Übung hilft, kannst du dir weitere Briefe schreiben und darauf achten, wie sie sich mit der Zeit verändern.

Liebe/r kleine/r verwundete/r [Hier setzt du deinen Namen ein.]

____

____

____

____

ERFORSCHE DIE KRITISCHE INSTANZ IN DIR

Wir alle haben eine kritische Instanz in uns, die uns verurteilt und beschämt. Niemand bricht den Stab gnadenloser über uns als wir selbst. Diese innere kritische Instanz baut uns nicht auf. Sie ist die Stimme, die sich nur auf das Negative konzentriert, sie betrachtet uns oder unsere Mitmenschen durch die Brille von Schwierigkeiten, Versagen und Unzufriedenheit. Meiner Erfahrung nach ist sie umso präsenter und unerbittlicher, je kritischer unsere Eltern waren.

Die kritische Instanz in uns kommt zwar recht verletzend rüber, tatsächlich aber hilft sie uns zu überleben. Wenn wir erst wissen, wo sie herkommt, können wir sie sogar schätzen lernen. Wie unser Ego schützt sie uns vor Ungewissheit. Alles Neue ist ungewohnt, und alles Ungewohnte schreit »Bedrohung!« Die Stimme der inneren kritischen Instanz warnt uns vor möglichem Leid, indem sie uns an Ängste und Enttäuschungen erinnert, die wir erlebt haben.

Eine niemals stumme kritische Instanz in uns kann unser emotionales und körperliches Wohlbefinden belasten. Wenn wir uns die Zeit nehmen, sie zu verstehen, kultivieren wir ein Gewahrsein dessen, was sie eigentlich sagt, und es wird uns möglich, einen neuen inneren Dialog zu entwickeln. Verwende in den nächsten Tagen und Wochen die folgende Tabelle, um sie identifizieren zu lernen:

DIE KRITISCHE INSTANZ IN MIR (BEISPIELE)

ERFAHRUNG/ERLEBNIS	REAKTION DER INNEREN KRITISCHEN INSTANZ
Ich habe eine Frage falsch beantwortet (im Beruf oder in der Schule), und meine Klassenkameraden oder Kolleginnen haben mich ausgelacht.	Ich bin dumm. Ich bekomme nichts richtig hin.
Ich sehe nicht aus wie das Model, das ich in einer Zeitschrift oder im Fernsehen gesehen habe.	Ich bin hässlich. Ich bin nicht attraktiv.
Meine Partnerin hat das Geschirr nicht eingeräumt, worum ich sie gebeten hatte.	Sie ist rücksichtslos und hat meine Bitte absichtlich ignoriert.
Mein Kollege hat einen Bericht verpatzt.	Er ist inkompetent. Ich bin die Einzige, die etwas korrekt hinbekommt.

MEINE INNERE KRITISCHE INSTANZ

ERFAHRUNG/ERLEBNIS	REAKTION DER INNEREN KRITISCHEN INSTANZ

DER WEICHE, LIEBEVOLLE

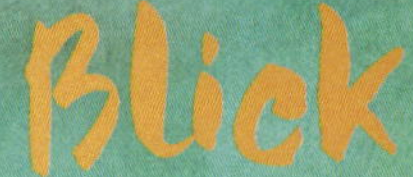

Wenn wir auf Kritik aus sind, verengt sich unser Blickfeld, und wir konzentrieren uns stärker (üblicherweise auf unsere Unvollkommenheit). Viele von uns betrachten ihren Körper ständig mit diesem verurteilenden Blick. Der verengte Blick sendet unserem Körper Stress- und Bedrohungssignale.

Wenn du dich also im Spiegel ansiehst, nimmt dir einen Augenblick Zeit, um deinen Blick weicher werden zu lassen. Achte darauf, dass deine Augen eine neutrale Stellung einnehmen.

- Entspanne dein Gesicht, speziell die Muskulatur rund um die Augen. Lass den Blick weich werden.
- Öffne dich für das weiche, liebevolle und sanfte Gefühl, das dabei in dir entsteht.
- Horche auf deinen Körper. Tut sich etwas, was deine körperliche Anspannung angeht?

Dein weiser innerer Elternteil

Unser weiser innerer Elternteil ist jene tröstliche und ermutigende Stimme, die dein inneres Kind nicht oft genug (oder gar nicht) gehört hat. Als Erwachsene können wir selbst zu diesem Elternteil werden und die Bedürfnisse unseres inneren Kindes erfüllen. Die folgende Tabelle zeigt dir, wie ein weiser inneren Elternteil mit deinem inneren Kind reden würde.

ERFAHRUNG/ERLEBNIS	VERLETZUNG DES INNEREN KINDES	STIMME DES WEISEN INNEREN ELTERNTEILS
Du wirst wegen deines Verhaltens kritisiert und bloßgestellt.	*Ich werde zurückgewiesen. Ich bin nicht liebenswert.*	*Mein Verhalten hat nichts damit zu tun, wie liebenswert ich bin.*
Du wirst bei einer Beförderung oder Auszeichnung übergangen.	*Ich bin unwürdig. _______ ist besser als ich.*	*Meine Leistung bestimmt nicht meinen Wert und meine Würde.*
Ein Freund oder eine mögliche Partnerin meldet sich einfach nicht mehr.	*Ich werde nie jemanden finden. Ich werde immer allein bleiben.*	*Ich werde vielleicht nie erfahren, warum die Person sich nicht mehr meldet. Aber ihr Verhalten spiegelt nicht wider, wer ich bin.*
Du wirst von einem gesellschaftlichen Ereignis ausgeschlossen.	*Ich werde nicht akzeptiert. _______ mag mich nicht.*	*Wenn ich nicht eingeladen werde, heißt das nicht, dass niemand mich mag. Menschen mit ähnlichen Neigungen wie die meinen interessieren sich für mich.*
Du hast etwas falsch gemacht. (z. B. etwas zerbrochen oder Salz verschüttet).	*Ich kann auch gar nichts richtig machen.*	*Die Dinge laufen nun mal nicht immer so, wie wir uns das vorstellen.*

Affirmationen

FÜR DEN WEISEN INNEREN ELTERNTEIL

Unser weiser innerer Elternteil ist stets für uns da. Manchmal wissen wir nur einfach nicht, wie wir Zugang zu ihm finden. Mit folgenden Affirmationen können wir einen Dialog mit ihm beginnen. Damit legen wir neue neuronale Pfade, denen wir folgen können, wenn unser inneres Kind nächstes Mal Hilfe braucht.

Ich habe eine dieser Affirmationen verwendet, als ich neulich zu spät dran war. Während ich im Auto saß und mich beschimpfte, weil ich nicht pünktlich war, konnte ich spüren, wie mein Herz anfing zu rasen und mein Körper sich verspannte. Dass ich den Verkehr nicht beeinflussen konnte, setzte mich zusätzlich unter Stress. Da mein inneres Kind darauf mit Angst reagierte, atmete ich tief durch und sagte mir: »Du bist sicher.« Und sofort war ich ruhiger, weil ich mich aus dem Zyklus der Selbstbeschämung ausgeklinkt hatte.

Diese Affirmationen ebnen den Weg zu deinem weisen inneren Elternteil:

Du bist sicher, und ich werde mich um dich kümmern.
Du bist es wert, geliebt zu werden und dazuzugehören.
Du bist liebenswert, so wie du bist, ohne Leistung oder Show.
Es ist okay, um das zu bitten, was du brauchst oder dir wünschst.
Du kannst fühlen, was immer du empfindest.
Es gibt keine richtigen oder falschen Gefühle.
Deine Bedürfnisse sind wichtig.
Du bist wertvoll und hast einzigartige Gaben, die nach Ausdruck verlangen.
Du darfst dir Zeit nehmen für deine Gefühle.
Fehler zu machen gehört zum Leben. Du kannst daraus lernen.
Du musst nicht allwissend sein.
Du darfst spielen und erforschen, was du willst.
Du darfst Nein sagen zu Menschen, Orten und Dingen, die dir nicht guttun.
Du verdienst es, dir Zeit für deine Selbstfürsorge zu nehmen.

Wie du für dein inneres Kind zum Elternteil wirst

Reparenting ist ein Prozess, bei dem wir lernen, jene Bedürfnisse unseres inneren Kindes zu erfüllen, die in der Kindheit zu kurz gekommen sind. Wir werden dabei buchstäblich zu dem weisen inneren Elternteil, den wir damals gebraucht hätten. Wir achten auf uns und schenken uns jene Fürsorge, die wir damals vermissten.

Du weißt, dass du ein Reparenting brauchst, wenn

- du gewohnheitsmäßig dein Selbst verrätst und das dir selbst gegebene Wort nicht hältst,
- du wenig Selbstachtung hast,
- du eine Beziehungsdynamik hast, die dir schadet,
- du chronische Angst vor Kritik hast,
- du Probleme hast, Grenzen zu setzen und darauf zu bestehen,
- du deine eigenen Bedürfnisse, Wünsche und Leidenschaften nicht kennst.

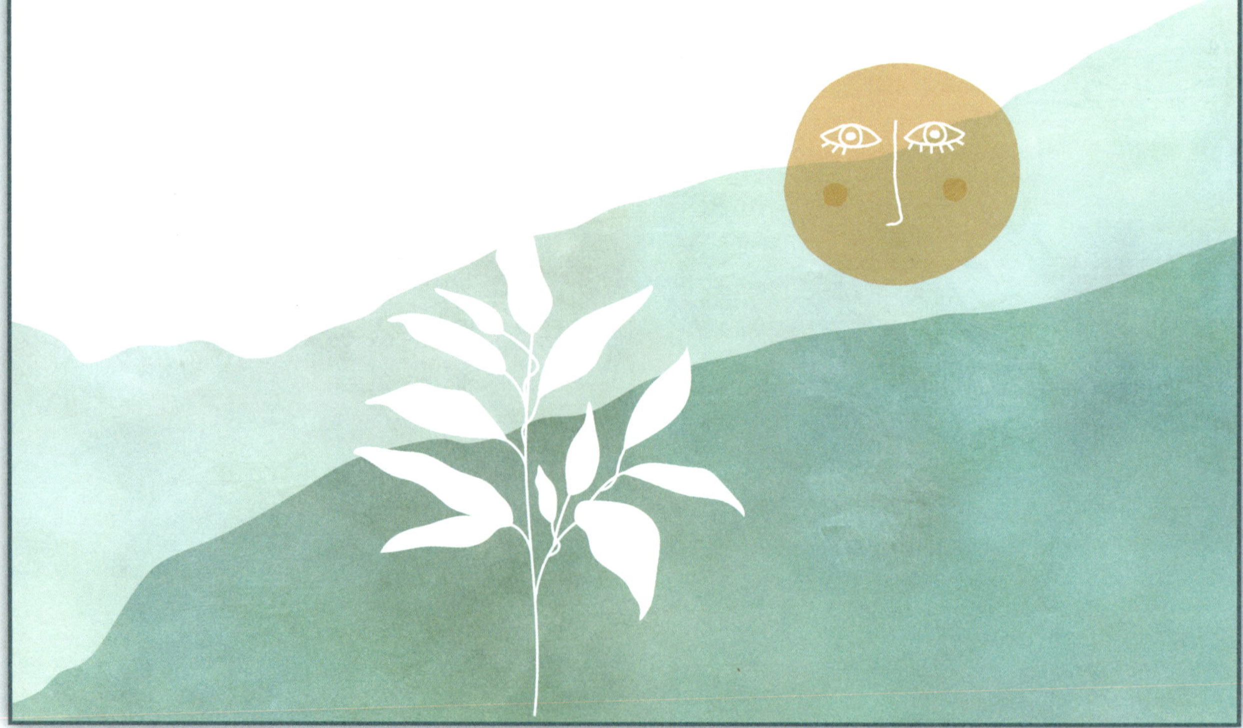

DIE VIER PFEILER DES REPARENTING

LIEBEVOLLE DISZIPLIN

Als Kinder haben viele Menschen nicht gelernt, einfache, hilfreiche und gesunde Gewohnheiten bzw. Rituale zu entwickeln. Wir können dies nachholen, z. B. indem wir

- Versprechen an uns selbst halten
- Tägliche Rituale einhalten
- Nein sagen, wenn uns etwas nicht guttut
- Grenzen setzen, wenn wir uns unwohl fühlen
- Uns zurückziehen und uns Zeit zur Selbstreflexion gönnen
- Unsere Bedürfnisse in objektiver (nicht verurteilender) Sprache klar formulieren

SELBSTFÜRSORGE

Als Kinder haben viele von uns nicht gelernt, wie wertvoll Schlaf, Bewegung, Ruhe, Ernährung und die Verbundenheit mit der Natur sind. Wir können dies nachholen, z. B. indem wir

- Früher zu Bett gehen als üblich
- Zu Hause für uns kochen
- 5 Minuten (oder länger) meditieren
- Uns 5 Minuten (oder länger) bewegen
- Tagebuch schreiben
- Zeit in der Natur verbringen
- Die Sonne auf der Haut spüren
- Auf jemanden zugehen, den wir lieben

FREUDE

Als Kinder haben viele von uns nicht gelernt, welchen Wert Freude, Spontaneität, Fantasie, Kreativität, Spiel und Präsenz haben. Wir können dies nachholen, z. B. indem wir

- Frei drauflos singen und tanzen
- Etwas Unvorhergesehenes tun
- Ein neues Hobby, neue Interessen kultivieren
- Unsere Lieblingsmusik hören
- Einer/m Fremden ein Kompliment machen
- Etwas tun, was wir als Kinder toll fanden
- Unsere Freunde und unsere Lieben regelmäßig kontaktieren

EMOTIONALE REGULIERUNG

Als Kinder haben viele Menschen nicht gelernt, wie wichtig emotionale Bewusstheit ist. Wir können dies nachholen, z. B. indem wir

- Die tiefe Bauchatmung üben
- Darauf achten, wie unsere Emotionen sich im Körper bemerkbar machen
- Registrieren, was unser Nervensystem aktiviert
- Unsere emotionalen Reaktionen registrieren, ohne sie zu verurteilen
- Uns alle Emotionen erlauben und sie wieder vergehen lassen, während wir sie einfach nur beobachten

WERDE VERTRAUT MIT DEINEM EGO

Die Arbeit am Ego

Das Ego hat für gewöhnlich eine schlechte Presse. Manche Menschen betrachten es als etwas Schlechtes, ja als charakterlichen Mangel. Aber wie du mittlerweile weißt, hat jeder Mensch ein *Ego* – das ist der Teil unseres Geistes, der unsere Identität beherbergt, das, was wir zu sein glauben, das, was wir über andere glauben und wie wir die Welt sehen. Es ist hilfreich, sich das Ego als Sammlung von Geschichten vorzustellen, die aus unserer Kindheit stammen. Viele Menschen dämonisieren das Ego, dabei ist es ein notwendiger Teil der menschlichen Psyche, der uns hilft, uns und unsere Herangehensweise an das Leben zu verstehen. Doch wenn wir uns unseres Egos nicht bewusst sind, bestimmt es unsere Lebenserfahrungen und schafft Probleme. Besser ist es, das Ego *weicher* werden zu lassen, es zu *integrieren*, sodass wir es beobachten und jenseits unserer Gewohnheiten willentliche Entscheidungen treffen können.

Viele Menschen sind sich ihres Egos nicht bewusst, ja sie wissen nicht einmal, dass es existiert. Stell dir mal folgende Situation vor: Du setzt dich in dein Auto, aber auf den Beifahrersitz. Und deine Augen sind verbunden. Auf dem Fahrersitz hockt dein Ego, fährt so schnell, wie es Lust hat, und bringt dich dorthin, wohin es gerade will. Auf die Art führen viele Menschen ihr Leben. Natürlich wollen wir die Augenbinde abnehmen und zurück auf den Fahrersitz. Wir möchten, dass das Ego während der Fahrt brav neben uns sitzt, als gesitteter Beifahrer. Von Zeit zu Zeit wird es rührig (normalerweise, wenn wir Angst haben) und versucht, das Lenkrad unter Kontrolle zu bringen. Da wir mit unserem Ego arbeiten, merken wir das und verweisen es ruhig, aber bestimmt zurück auf den Beifahrersitz. Je öfter wir das tun, desto mehr Einfluss bekommen wir und übernehmen die Kontrolle über unser Leben.

Arbeit am Ego bedeutet, dass wir uns aus der Identifikation mit ihm lösen und Raum schaffen für Entscheidungen, die im Einklang mit unserem authentischen Selbst stehen. Die folgende Übung ermöglicht dir, dich von deinen Ego-Geschichten zu lösen und dich auf neue, selbstbestimmte Weise zu erfahren.

Bevor du loslegst, möchte ich, dass du deinem Ego einen Namen gibst. Er sollte sich richtig anfühlen. Ich habe mein Ego Jessica getauft. Und Jessica hat durchaus ihren eigenen Kopf!

Ich nenne mein Ego:

___

Gratuliere! Dein Ego hat einen Namen. In diesem Moment bist du nicht dein Ego. Und so können wir mit der Ego-Arbeit beginnen.

DIE »ICH BIN«-ÜBUNG

Stell auf dem Timer eine Zeit zwischen zwei und fünf Minuten ein. In dieser Zeit schreibst du alles auf, was dir in den Sinn kommt, wenn du dich fragst: *Wer bin ich?* Zensiere dich nicht, sondern lass die Worte aufs Papier fließen. (Man nennt dies auch *freies Assoziieren.*) Schreibe auf, womit du dich identifizierst, was dich anspricht, was du liebst und was dir wichtig ist.

Begleite dich in den nächsten Tagen (oder Wochen) bewusst durch den Tag. Achte darauf, wann immer du denkst oder sagst: »Ich bin ...« Welche Begriffe und Beschreibungen, welche Aspekte deiner Identität tauchen am häufigsten auf?

Im Laufe des Tages denke ich gewöhnlich so über mich:

Im Laufe des Tages stelle ich mich anderen gewöhnlich so dar:

BEOBACHTE DEIN EGO IN AKTION

Nun, wo wir ein besseres Verständnis dafür bekommen, wie unser Ego über uns denkt, wollen wir es in Aktion erleben. In den nächsten Tagen (oder Wochen) beobachten und erkunden wir, wann unser Ego auf den Plan tritt. Achte dabei zum Beispiel auf Folgendes: *Mit wem hast du üblicherweise zu tun? Was tust du gewöhnlich im Laufe des Tages? Wie fühlst du dich dabei?*

Erinnere dich an eine Situation, in der dir kürzlich jemand widersprochen hat. Wie hast du dich dabei gefühlt? Wie hast du reagiert?

Wie reagierst du normalerweise, wenn jemand Überzeugungen oder Ideen äußert, die dir fremd sind? (Bist du offen dafür? Machst du zu? Fühlst du dich überrollt?)

Erinnere dich, wie es war, als dir jemand ein Problem schilderte, mit dem er nicht fertigwurde. Hast du das Gespräch schnell wieder auf dich selbst und auf deine Schwierigkeiten gelenkt? (Indem du beispielsweise sagtest: »Das würde ich nie tun.« Oder: »An deiner Stelle würde ich …«) Oder konntest du aktiv zuhören, ohne dem anderen deine Sicht der Dinge aufzudrängen?

Wie oft und unter welchen Umständen denkst oder sagst du Dinge wie »Ich sollte … tun«, obwohl du eigentlich etwas ganz anderes machst?

Wie oft und unter welchen Umständen tust du Dinge, die den Menschen in deinem Leben oder in den sozialen Medien ein bestimmtes Bild von dir vermitteln sollen? (Etwa einen Ferienort danach wählen, ob du dort tolle Instagram-Fotos schießen kannst, einen Job anzunehmen, weil er Prestige bringt, eine teure Wohnung kaufen, um Freunde zu beeindrucken.)

Wenn jemand dir Feedback gibt und du dich damit nicht wohlfühlst, wie reagierst du darauf üblicherweise? Verteidigst du dich? Atmest du tief durch und hörst dir an, was es zu sagen gibt? Ziehst du dich zurück und suhlst dich in Selbstkritik?

Wenn du immer wieder denselben Fehler machst (zu spät zu einem Meeting kommen, die Geduld verlieren, eine Erledigung vergessen), wie gehst du dann mit dir selbst um? Denkst oder sagst du Dinge wie: »Ich bin so ein Idiot!«? Oder: »Ich sollte gefeuert werden?« Und: »Ich kann auch gar nichts richtig machen!«

Wenn du etwas Neues und Ungewohntes ausprobierst und du dich damit nicht wohlfühlst, wie reagierst du? Kannst du durch das Stadium »Ich bin nicht gut darin« hindurchgehen und einfach weitermachen?

ZEHN ÜBLICHE EGO-GESCHICHTEN

Hier nun die Ego-Geschichten, die ich in meiner Community am häufigsten höre. Vielleicht sagst du bei einer spontan: Das bin ja ich. Oder du erkennst dich in mehreren zugleich. Nimm dir die nächsten Tage (oder Wochen) Zeit, um solche Geschichten wahrzunehmen, wenn sie während des Tages bei dir auftauchen. Auf diese Weise kommst du dahinter, welche Storys dein Ego dir im Alltag so auftischt.

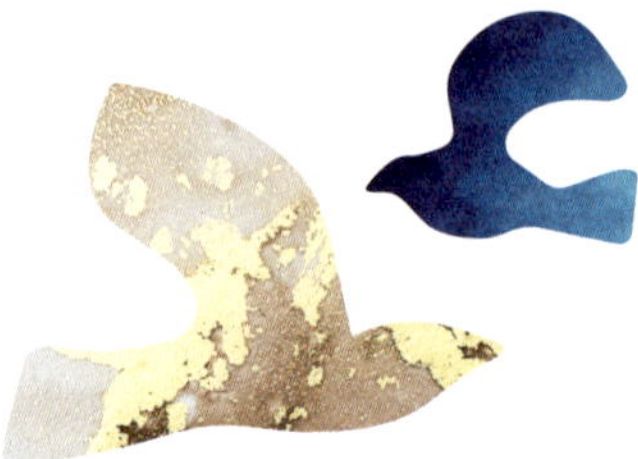

HILFLOSIGKEIT ODER CO-ABHÄNGIGKEIT

Hier steht das Bedürfnis im Mittelpunkt, in einer Beziehung zu sein, um sich glücklich oder erfüllt zu fühlen. Du bemühst dich um die Bedürfnisse des anderen und hast kein Gespür für den Unterschied zwischen dem »wir« und deinen eigenen Bedürfnissen beziehungsweise denen deines Gegenübers. Oft spielen hier Gefühle von Inkompetenz, Unfähigkeit oder Unterlegenheit im Vergleich mit anderen eine Rolle.

Wie oft und unter welchen Umständen (oder wann) überlegst du, was andere von einer Entscheidung halten, statt dich einfach nach dir zu richten?

____

____

Wie oft und unter welchen Umständen (oder wann) denkst du, dass du andere Menschen brauchst?

____

____

WERTLOSIGKEIT, SCHAM ODER ISOLATION

Hier dreht sich alles um das Schamgefühl – in der Öffentlichkeit (basierend auf der körperlichen Erscheinung oder dem Sozialverhalten) oder im Privatleben (basierend auf verborgenen Wünschen). Du bist hyper-empfindlich, wenn etwas als Kritik, Zurückweisung oder Tadel wahrgenommen werden könnte. Häufig denkst du, ganz allein auf der Welt zu sein, anders als deine Mitmenschen und/oder zu keiner Gruppe zu gehören, weil du »Fehler« hast.

Wie oft und unter welchen Umständen (oder wann) hältst du dich für nicht liebenswert und glaubst allein zu sein, weil du so »peinliche« Eigenschaften hast?

Wie oft und unter welchen Umständen (oder wann) denkst du, dass du völlig anders bist als die Menschen um dich herum?

NEGATIVITÄT ODER PESSIMISMUS

Dich ständig auf die negativen Aspekte deiner Erfahrung zu konzentrieren macht es dir unmöglich, auch die positiven Seiten wahrzunehmen. Schließlich büßt du so jedes Gefühl der Zuversicht ein, dass es irgendwie schon gut gehen wird. Damit einher gehen chronische Besorgnis, Jammern und eine Entscheidungsunfähigkeit bei gleichzeitiger Überwachsamkeit.

Wie oft und unter welchen Umständen (oder wann) spielst du gedanklich alles durch, was schiefgehen könnte, und ignorierst, was schon alles gut gegangen ist und gut gehen kann?

Wie oft und unter welchen Umständen (oder wann) denkst du über die aktuellen Probleme in deinem Leben nach?

NICHT LIEBENSWERT ZU SEIN UND DER WUNSCH NACH BESTÄTIGUNG

Hier geht es um Bestätigung von außen. Der Status ist uns wichtig, das Aussehen, die Popularität. Oder der Verdienst und die Leistung, um von anderen gelobt zu werden.

Wie oft und unter welchen Umständen (oder wann) machst du dir Sorgen darüber, was andere von dir wohl denken?

____

____

Wie oft und unter welchen Umständen (oder wann) denkst du an das Feedback, das du in den verschiedenen Lebensbereichen von deinen Mitmenschen bekommst?

____

____

PERFEKTIONISMUS

Übermäßige Konzentration und ein kritischer Blick auf das eigene Verhalten und das anderer stehen hier im Zentrum. Du glaubst, Fehler oder nicht erfüllte Erwartungen müssten bestraft werden. Rigide Narrative lassen keinen Raum für Unvollkommenes. Du bist unfähig, auf die Gefühle anderer einzugehen und vertrittst unrealistisch hohe moralische, ethische, kulturelle und religiöse Normen.

Wie oft und unter welchen Umständen (oder wann) denkst du über deine Leistung und dein Verhalten nach?

____

____

Wie oft und unter welchen Umständen (oder wann) denkst du über die ethischen Aspekte deines Verhaltens oder die Moral anderer nach? Wie oft fühlst du dich, als würdest du hochstapeln und hast Angst, dass deine Fehler irgendwann ans Licht kommen?

____

____

SELBSTAUFOPFERUNG

Hier geht es um die Neigung, die Bedürfnisse und Gefühle anderer Menschen über die eigenen zu stellen, um eine Beziehung aufrechtzuerhalten oder sich nicht egozentrisch zu fühlen. Das Denken kreist ständig um die Gefühle, Bedürfnisse oder Wünsche der anderen, nicht um die eigenen.

Wie oft und unter welchen Umständen (oder wann) machst du dir Gedanken, wie du in Beziehungen wahrgenommen wirst?

____

____

Wie oft und unter welchen Umständen (oder wann) setzt du fremde Bedürfnisse über deine eigenen, wenn beide nicht übereinstimmen?

____

____

UNSICHERHEIT ODER VERLASSENHEIT

Thema hier sind Instabilität, mangelnde Verlässlichkeit, Chaos sowie Verlassenheitsgefühle in Beziehungen. Du befürchtest Leid aufgrund einer physischen Extremsituation (wie einem Herzinfarkt), einer psychischen Extremsituationen (totalem Ausrasten) oder dadurch, dass du zum Opfer (z. B. ausgeraubt) wirst.

Wie oft und unter welchen Umständen (oder wann) denkst du darüber nach, dass du Unterstützung verlieren könntest, weil ein geliebter Mensch dich verlässt oder stirbt?

____

____

Wie oft und unter welchen Umständen (oder wann) machst du dir Sorgen, ob andere in Beziehungen/ Freundschaften hinter dir stehen?

____

____

ÜBERLEGENHEIT UND ANSPRUCHSDENKEN

Du richtest den Fokus auf deine eigene Überlegenheit, auf deine Ansprüche und Privilegien, ohne dich um andere zu kümmern. Solche Menschen sind wettbewerbsbetont und wollen andere gerne beherrschen.

Wie oft und unter welchen Umständen (oder wann) denkst du darüber nach, wie du andere ausstechen oder gewinnen kannst?

____

____

Wie oft und unter welchen Umständen (oder wann) glaubst du, dass dir etwas Bestimmtes zusteht?

____

____

EMOTIONALE ÜBERFORDERUNG ODER RÜCKZUG

Die Tendenz, sich um die eigenen Gefühle zu sorgen, und der Versuch, sie zu kontrollieren. Übermäßige Konzentration auf das, was der/die Betreffende als Reaktion der anderen auf die eigene emotionale Kommunikation sieht.

Wie oft und unter welchen Umständen (oder wann) denkst du, dass deine Gefühle »außer Kontrolle« sind?

____

____

Wie oft und unter welchen Umständen (oder wann) hast du Schwierigkeiten damit, deine Gedanken zu äußern aus Angst, wie andere reagieren könnten?

____

____

AUSBEUTUNG UND GEWALT

Hier geht es um Verletzungen, Missbrauch, Demütigung, Manipulation oder Betrug. Du sorgst dich, ob du anderen vertrauen kannst, ob du sicher bist und eine sichere Verbindung zu anderen hast.

Wie oft und unter welchen Umständen (oder wann) denkst du darüber nach, dass deine Bedürfnisse nicht erfüllt werden, weil sich dein Gegenüber bewusst oder unbewusst dagegen entscheidet?

____

____

Wie oft und unter welchen Umständen (oder wann) denkst du darüber nach, wie du im Laufe deines Lebens von anderen verletzt wurdest?

____

____

ERKUNDE DEINEN SCHATTEN

Dein Schatten-Selbst ist jener Teil deiner selbst, den du seit deiner Kindheit verleugnet oder unterdrückt hast. Als Kinder bekommen wir von den Menschen, die wir lieben, ständig signalisiert, welche Teile unseres Selbst »gut« sind und welche »schlecht«. Viele von uns fühlen sich bewertet, wenn sie von Bezugspersonen Äußerungen hören wie: »Du bist so ein gutes Kind, weil du ... gemacht hast.« Oder: »Sei nicht ... Du solltest deine Spielsachen teilen.«

Wie bereits gesagt, können wir als Kinder nicht unterscheiden, was wir auf uns beziehen sollen und was nicht. Wir nehmen alles wörtlich und persönlich. Wenn jemand, den wir lieben (und von dem unser Überleben abhängt) zu uns sagt, dass wir etwas »schlecht« oder »falsch« gemacht haben, dann glauben wir, dass wir »schlecht« oder »falsch« *sind*. So kümmern wir uns vielleicht ständig um andere, weil wir gelernt haben, dass das »gut« ist. Oder wir verleugnen unsere Wünsche, weil wir es für selbstsüchtig halten, etwas nur für uns zu wollen.

All das passiert unbewusst, gesteuert von den Signalen, wie wir erhalten. Manchmal sind sie sehr direkt, vor allem, wenn wir für bestimmte Wünsche oder Bedürfnisse bestraft werden. Werden wir bestraft, weil wir uns viel Aufmerksamkeit wünschen, weil wir zu laut weinen oder zu »dramatisch« sind, dann führt dies häufig zur Ausbildung eines falschen Selbst, wir nehmen eine Rolle an, um anderen zu gefallen.

Unser Schatten-Selbst ist aber nicht bloß das Konglomerat unserer »negativen« Züge. Es kann auch positive Züge umfassen, die jedoch sozial nicht erwünscht sind oder auf Missbilligung stoßen. Viele von uns werden in Familien groß, die enormen Wert auf die schulische Ausbildung legen, in der Hoffnung, dass wir dadurch mehr Chancen und ein besseres Leben haben. Jene Fähigkeiten und Talente, die da nicht hineinpassen, werden ignoriert, etwa wenn wir als Kinder gerne malen oder singen. Wir bekommen gesagt, dass wir »nicht herumspinnen« oder »unsere Zeit nicht verschwenden« sollen, wenn wir uns auf diese Weise ausdrücken. Traurigerweise finden sich viele unserer kreativen Talente oft nur in unserem Schatten-Selbst.

Machen wir uns das Schatten-Selbst nicht bewusst, projizieren wir es auf andere Menschen. Wir sind schnell darin, andere zu verurteilen und ihnen irgendwelche Etiketten zu verpassen (*arrogant*, *eingebildet*, *gierig*). Du wirst feststellen, dass die Wesenszüge, die du auf andere projizierst, immer die gleichen sind. Und vielleicht überrascht es dich zu erfahren, dass du sie in dir selbst trägst. Eben deshalb siehst du sie ja in anderen. Manchmal halten wir uns deshalb sogar für »etwas Besseres« als diese Menschen und geben ihnen das indirekt zu verstehen. So versuchen wir, den inneren Konflikt zu lösen, dass wir diese Seiten von uns nicht akzeptieren können. In Wahrheit aber hat jeder Mensch chaotische, gebrochene, verletzte, selbstsüchtige und eifersüchtige Anteile in sich. Trotzdem sind wir nicht »schlecht«.

Je mehr wir *alle* Anteile unseres Selbst akzeptieren, desto besser kommen wir auch mit *allen* Anteilen unserer Mitmenschen zurecht.

Übrigens projizieren wir genauso schnell auch »gute« Wesenszüge auf unser Gegenüber. Das führt dann zur »Heldenverehrung«, die uns manche Menschen als vollkommen betrachten lässt. Tatsache aber ist, dass selbst Menschen, die wir bewundern, Fehler, Unsicherheiten und Eigenschaften haben, die sie beschämend finden. Und jene Eigenschaften, die wir an anderen bewundern, tragen wir *auch* in uns. Daher erkennen wir sie ja bei anderen. Nur durch unsere innere Arbeit können wir das Gute wahrnehmen, das wir normalerweise übersehen.

Wie unser Ego gilt auch für unser Schatten-Selbst: Hauptaufgabe ist, es zu integrieren. Wir müssen es *sehen*, erkennen und würdigen, damit wir ganz werden können. Damit wir unser ganzes, voll gelebtes, authentisches Selbst sein können. Viele Anteile deiner selbst wurden übersehen oder waren in den Augen anderer »schlecht«. In unserem Schatten-Selbst liegen unsere Kreativität, die schönen Anteile unseres Selbst ebenso wie die, vor denen wir uns fürchten (etwa Rachsucht, Eifersucht, Angst und all die erschreckenden Vorstellungen, die sich mit ihr verbinden). Unser Schatten-Selbst zu erkunden heißt, unser gesamtes Menschsein kennenzulernen. Und wir alle können lernen, das wertzuschätzen.

SCHÄMST DU DICH, ODER fühlst du dich schuldig?

Scham und Schuld werden zwar häufig in einen Topf geworden, doch es handelt sich um zwei unterschiedliche Gefühle. Schuld ist das Gefühl, das uns befällt, wenn wir glauben, etwas falsch gemacht zu haben, normalerweise indem wir etwas getan oder unterlassen haben. Scham stellt sich ein, wenn wir uns als Person für fehlerhaft oder wertlos halten. Beide Gefühle haben entwicklungsgeschichtlich (und sozial) ihren Wert: Sie zeigen, dass wir uns dessen bewusst sind, wie wir (und unser Handeln) auf unsere Mitmenschen und die Welt um uns herum wirken. Die Scham aber untergräbt unser Selbstwertgefühl und verleitet uns dazu, unsere unerwünschten Neigungen zu verbergen.

Achte darauf, wann du Scham empfindest, und übe dich in der Unterscheidung zwischen dir als Person und deinen Entscheidungen oder Taten. Formuliere deine Gedanken so um, dass deutlich wird, dass du trotzdem liebenswert und wertvoll bist, auch wenn du (oder andere) von deinem Tun enttäuscht bist (sind).

SCHATTEN-ARBEIT: ERFORSCHE DEINEN SCHATTEN

Nimm dir Zeit, um dich in die folgenden Fragen zu vertiefen. Manchmal stellt die Antwort sich nicht sofort ein. Das ist in Ordnung. Mach hier ein Lesezeichen ins Buch, sodass du dir die Seite später wieder vornehmen kannst. Je offener du an diese Fragen herangehst, desto klarer werden die Antworten sein.

Was sind deiner Ansicht nach die schlimmsten Wesenszüge oder Verhaltensweisen, die ein Mensch an den Tag legen kann?

____

____

Welche Charakterzüge oder Verhaltensweisen magst du an dir selbst nicht?

____

____

Um welche Wesenszüge beneidest du andere Menschen? Welche würdest du dir für dich selbst wünschen?

____

____

Worauf bist du am meisten stolz? Was hältst du für deine größte Leistung?

____

____

Was sagt diese Leistung deiner Ansicht nach über dich aus?

____

____

Gab es, als du jung warst, eine Zeit, in der du dich schlecht gefühlt hast (dumm, einfältig oder peinlich)? Was ist da passiert? Wie hast du über dich gedacht? Wie ging es dir damit?

Was denkst du über Fehler oder Versagen? Wie fühlst du dich, wenn du Fehler machst oder etwas nicht hinbekommst? Gehören Fehler in deinen Augen ganz normal zum Leben? Oder hast du einen Riesenhorror davor?

Welche Wesenszüge oder Verhaltensweisen verunsichern dich am meisten?

Gab es eine Zeit in deiner Jugend, in der Menschen bestimmte Seiten an dir als »falsch«, »schlecht« oder »negativ« bezeichnet haben und wollten, dass du dich änderst? Worum ging es da? Wie hast du dich gefühlt?

Versuchst du heute immer noch, diese Aspekte zu verändern?

Welche Charakterzüge oder Verhaltensweisen haben deine Bezugspersonen idealisiert? Welche Dinge waren ihnen wichtig, als du noch ein Kind warst? Geld oder Erfolg? Arbeitsethos? Schicke Sachen? »Stark« sein, nicht »schwach«? Überdurchschnittliche Leistungen und gute Noten? Selbstaufopferung oder Selbstlosigkeit?

Welche Wesenszüge oder Verhaltensweisen idealisierst du? Wie versuchst du, diese Ideale zu erreichen?

Fiel es dir als junger Mensch leicht »dazuzugehören«? Hast du dich von deinen Freundinnen und Altersgenossen angenommen oder zurückgewiesen gefühlt? Wie ging es dir damit? Warum hattest du das Gefühl, angenommen oder zurückgewiesen zu werden?

SCHATTEN-ARBEIT: BEOBACHTE DEINEN SCHATTEN IN AKTION

Wir erkennen unseren Schatten in anderen Menschen und in unseren täglichen Interaktionen mit ihnen. Achten wir darauf, was sich in unserem Kopf abspielt, was für Gedanken auftauchen, wenn wir mit Freunden, Angehörigen oder Fremden zusammen sind, entdecken wir jene Teile von uns selbst, die wir bislang nicht verstanden haben. Dasselbe gilt, wenn wir Informationen über soziale Medien, das Fernsehen oder Kino bewusst aufnehmen. Wenn du hier aufmerksam bist, wird sich dein Leben von Grund auf verändern, denn die meisten Menschen nehmen Informationen nur unbewusst auf und reagieren ebenso unbewusst auf ihre Umwelt. Durch die bewusste Reflexion unserer Erfahrungen hingegen erlangen wir ein tieferes Gewahrsein ihres Einflusses und ihrer Bedeutung.

Die Art und Weise, wie wir uns verhalten, bringt uns oft einen emotionalen Gewinn. Normalerweise steht hinter unserem Verhalten die Absicht, ein unerfülltes Bedürfnis zu befriedigen. Meistens sind wir uns dieses Bedürfnisses jedoch nicht bewusst und wissen nicht, warum wir etwas tun. In der folgenden Übung werden wir uns unserer unbewussten Beweggründe gewahr.

Ich beschäftige mich viel mit ______________________________, und der emotionale Gewinn dabei ist das Gefühl von ______________________________.

In meinen engsten Beziehungen stellen wir eine Bindung her, indem wir ______________________________. Mein emotionaler Gewinn dabei ist das Gefühl von ______________________________.

Wenn ich etwas in den sozialen Medien poste, schreibe ich über ______________________________. Mein emotionaler Gewinn dabei ist das Gefühl von ______________________________.

Wenn ich allein bin, denke ich häufig über ______________________________ nach. Mein emotionaler Gewinn dabei ist das Gefühl von ______________________________.

Wenn ich mich negativ über jemanden äußere, spreche ich normalerweise diese Dinge an ______________________________. Mein emotionaler Gewinn dabei ist das Gefühl von ______________________________.

Nun sehen wir uns deine Antworten mal an. Vermutlich erkennst du darin ein Muster. Fühlst du dich anderen *moralisch überlegen* oder fühlst du dich *»schlechter« als andere*? Fühlst du dich *im Recht* und bist *wütend*? Keines dieser Gefühle ist schlecht oder falsch. Wir alle haben sie.
Sobald wir aufhören können, uns selbst zu verurteilen, können wir einen freundlicheren Blick auf unser Verhalten werfen und verstehen, warum wir so handeln.

Warum reagiere ich nach diesem Muster? Gegen was in mir wehre ich mich, was kann ich nicht akzeptieren, lieben oder anerkennen?

____

____

Meditation for Wholeness
Geführte Meditation

Erweitere deine Grenzen

Überzeugungen, die uns limitieren, übernehmen wir schon in der Kindheit und handeln auch noch als Erwachsene danach. Sie blockieren uns. Wir spulen immer das gleiche Muster ab, ohne uns dessen bewusst zu sein. Bevor wir aber an die Bewusstmachung dieser limitierenden Überzeugungen oder Glaubenssätze gehen, sehen wir uns die drei geläufigsten Kategorien an, in die sie fallen.

Drei Arten limitierender Überzeugungen

1. **In Bezug auf uns selbst:** Dazu gehören alle Überzeugungen, wonach du etwas nicht kannst, weil mit dir »etwas nicht stimmt«.
2. **In Bezug auf andere:** Überzeugungen über Menschen, die uns ein Gefühl der Ohnmacht vermitteln. Zum Beispiel: »Man hat es auf mich abgesehen.« Oder: »Niemand wird mich je lieben.« Und: »Ich kann andere doch nicht einfach um Hilfe bitten.«
3. **In Bezug auf die Welt:** Alle Überzeugungen, die verhindern, dass du deine Ziele erreichst. Dazu gehören beispielsweise: »Es ist nicht genug da, damit auch ich bekomme, was ich brauche.« Oder: »Ich habe nicht genug Zeit, um zu tun, was ich möchte.«

CHECKLISTE LIMITIERENDER ÜBERZEUGUNGEN

Gehe die unten aufgeführte Liste der limitierenden Überzeugungen und Glaubenssätze durch und überlege dir, welche bei dir besonders stark sind.

_____ Ich verdiene Liebe nur, wenn ich mich um jemanden kümmere.

_____ Meine Leistungen sind Grundlage meines Erfolges.

_____ Die Leute haben es auf mich abgesehen.

_____ Ich habe keine Kontrolle über mein Leben.

_____ Mein Selbstwert wird von meiner Leistung bestimmt.

_____ Ich verurteile und kritisiere mich häufig selbst. Ich glaube, dass ich nicht gut genug bin.

_____ Ich versuche, andere Menschen dazu zu bewegen, sich zu ändern, auch wenn sie das nicht wollen.

_____ Ich fühle mich machtlos. Ich kann mein Leben nicht ändern.

_____ Ich glaube, es fehlt mir an allem, um mein Leben zu heilen und zu verwandeln.

Jetzt wo du einige der Überzeugungen kennst, die dich einschränken, möchtest du sie natürlich ändern. Wir alle haben Erfahrung mit solchen einschränkenden Glaubenssätzen (und meist nicht zu knapp). Wenn du sie verlernen willst, musst du dir klarmachen, dass Überzeugungen praktizierte Gedanken sind, die nicht unbedingt stimmen. Bei der Arbeit an diesen einschränkenden Überzeugungen ist es von entscheidender Bedeutung, dass wir uns dafür nicht verurteilen oder so tun, als gäbe es sie nicht. (Das macht sie nur stärker.)

Wir wollen vielmehr einen neuen, förderlichen geistigen Rahmen schaffen. Ein solcher Rahmen hilft uns, neue Überzeugungen auszubilden, die eine andere Geschichte erzählen als die, die wir ständig über uns selbst, andere Menschen und die Welt um uns herum wiederholen. Diese geistige Umwidmung bewirkt zweierlei:

1. Sie zeigt uns, dass es vieles gibt, das außerhalb unserer Kontrolle liegt. Dass uns Dinge geschehen, die wir nicht beeinflussen können, und das aus Gründen, die wir vielleicht nie verstehen werden.
2. Sie zeigt uns aber ebenso deutlich das, worüber wir die Kontrolle haben. In fast allen Situationen gibt es etwas, das in unserer Macht steht – zum Beispiel, welchen Sinn wir unserer Erfahrung zuschreiben; die Art, wie wir auf das, was uns geschieht, reagieren und wie wir darüber sprechen.

NEUAUSRICHTUNG UNSERER ÜBERZEUGUNGEN

Wähle eine Überzeugung aus, die dich blockiert – entweder aus der Liste von Seite 141 oder eine, die du gerade an dir beobachten kannst. Dann lernst du, dich neu auszurichten.

LIMITIERENDE ÜBERZEUGUNG: Die Leute sind immer darauf aus, mir wehzutun.
WURZEL ODER VERGANGENE ERFAHRUNG: wie mein Vater mich behandelt hat.
NEUE AUSRICHTUNG, ODER WAS ICH UNTER KONTROLLE HABE: wie ich mit mir selbst umgehe.

Hier ein paar Beispiele, wie sich alte, limitierende Überzeugungen neu ausrichten lassen:

Ich hatte keine Kontrolle über (meine ursprüngliche Erfahrung in der Vergangenheit), **aber ich habe Kontrolle über** (was ich heute tun kann).
Ich hatte keine Kontrolle darüber, (wie mein Vater mich behandelt hat), **aber ich habe die Kontrolle darüber,** (wie ich mit mir selbst umgehe).
Ich hatte keine Kontrolle darüber, (wie ich mich fühlte, als ich diesen Fehler gemacht habe), **aber ich habe die Kontrolle darüber** (dass ich nett zu mir bin, nachdem ich den Fehler gemacht habe).
Ich hatte keine Kontrolle darüber, (wie meine Mutter sich in meiner Jugend über meinen Körper geäußert hat), **aber ich habe die Kontrolle darüber,** (wie ich heute über meinen Körper spreche).

Jetzt kannst du weitermachen:

Ich hatte keine Kontrolle darüber, ______________________________ **, aber ich habe die Kontrolle darüber,** ________________________ .
Ich hatte keine Kontrolle darüber, ______________________________ **, aber ich habe die Kontrolle darüber,** ________________________ .
Ich hatte keine Kontrolle darüber, ______________________________ **, aber ich habe die Kontrolle darüber,** ________________________ .
Ich hatte keine Kontrolle darüber, ______________________________ **, aber ich habe die Kontrolle darüber,** ________________________ .

DEIN
voreingenommenes Gehirn

Dass dein Gehirn »negative« Reize stärker gewichtet als andere, hat dir, entwicklungsgeschichtlich gesehen, geholfen zu überleben. Mögliche Bedrohungen zu erkennen und schnell darauf zu reagieren hat dich vor Schäden bewahrt. Dieser sogenannte »Negativitätsbias« ist typisch für das menschliche Gehirn. Wir betrachten die Welt durch eine Brille, die Negatives eher durchlässt.

Gehe mithilfe der Liste auf Seite 141 deinen dich limitierenden Überzeugungen auf den Grund. Erforsche, wie sie deine Alltagswahrnehmung prägen und Körper und Geist in alten Mustern verharren lassen. Mit der Umwidmungs-Übung von Seite 142 kannst du neue, förderliche Gedanken kultivieren, die deine Grundüberzeugungen ändern, deine Glaubenssätze und letztlich auch dein Handeln.

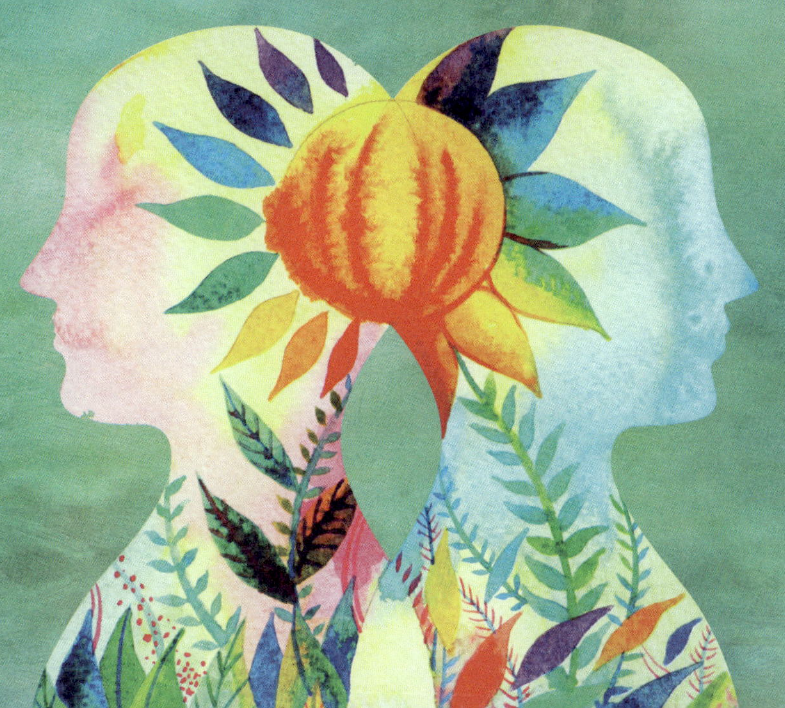

LERNE DEINE EMOTIONEN KENNEN

Auf unsere Umwelt reagieren wir in erster Linie durch unsere Emotionen. Entwicklungsgeschichtlich betrachtet sind Emotionen Signale, die uns herausfinden helfen, was im Moment zu tun ist, damit wir in unserem Umfeld überleben. Sie äußern sich als körperliche Empfindungen (etwa als Veränderungen der Herzfrequenz, der Atemfrequenz, der Muskelspannung und der Körperchemie, also in der Ausschüttung von Neurotransmittern und Hormonen). An diesen Reaktionen erkennen wir, wie wir den gegenwärtigen Augenblick erleben: *Sind wir in einer unsicheren Situation? Haben wir aktuell ein Bedürfnis, das nicht erfüllt ist?*

Emotionen haben also mit körperlichen Reaktionen zu tun, die das Nervensystem aktivieren und mit ihm Neurotransmitter und Hormone. *Gefühle* hingegen sind die bewusste Reaktion auf diese physiologischen Empfindungen. Da unser Überleben jeweils von der Wahrnehmung einer Situation abhängt, deutet unser Gehirn schnellstmöglich unsere Umgebung, damit wir im Gefahrenfall sofort reagieren können. Um Situationen zu interpretieren und die unangenehme Ungewissheit abzustellen, unterlegt unser Unbewusstes jede Erfahrung mit einer bestimmen Bedeutung. Anhand dieser Bedeutung interpretiert das Gehirn sodann die physiologischen Veränderungen im Körper (unsere *Emotionen*). Und daraus wiederum resultieren unsere *Gefühle*.

WAS GEHT UM DICH HERUM VOR?

Die sinnliche Erfahrung deiner Umwelt

\+

WAS PASSIERT IN DEINEM KÖRPER?

Emotionen oder körperliche Empfindungen (Interozeption oder Innenwahrnehmung)

\+

WIE ORDNET DEIN UNBEWUSSTES DAS (INNERE UND ÄUSSERE) GESCHEHEN EIN?

Zugeschriebene Bedeutung, die auf früheren Erfahrungen beruht

=

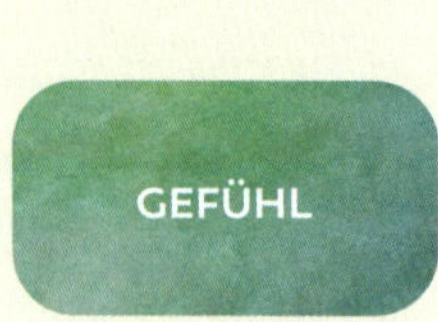

EIN BEISPIEL:

WAS GEHT UM DICH HERUM VOR?

Ich höre, wie meine Partnerin laut herumbrüllt.

WAS PASSIERT IN DEINEM KÖRPER?

Ich erschrecke und spüre, wie mein Herz schneller schlägt.

WIE ORDNET DEIN UNBEWUSSTES DAS (INNERE UND ÄUSSERE) GESCHEHEN EIN?

Meine Partnerin ist verärgert, sonst würde sie nicht schreien.

=

ANGST

WAS GEHT UM DICH HERUM VOR?

Ich sehe, dass mein Freund nicht auf meine SMS reagiert hat.

WAS PASSIERT IN DEINEM KÖRPER?

Ich spüre, wie ich rot im Gesicht werde und mir körperlich warm wird.

WIE ORDNET DEIN UNBEWUSSTES DAS (INNERE UND ÄUSSERE) GESCHEHEN EIN?

Mein Freund ignoriert mich.

=

VERLETZTHEIT (VIELLEICHT ÄRGER)

DIE 90-SEKUNDEN-REGEL FÜR

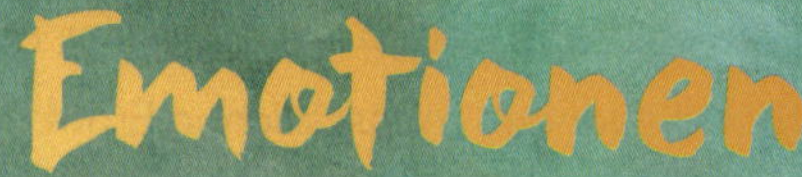

Als physiologische Reaktion dauern Emotionen üblicherweise eineinhalb Minuten an und ebben dann wieder ab. Wenn du Stress erlebst oder andere Emotionen, dann setzt dein Körper Cortisol und andere Hormone frei. Sobald die Stresssituation oder andere belastende Erlebnisse vorüber sind, baut der Körper diese Botenstoffe wieder ab, und dein Nervensystem kehrt in seinen ruhigen Grundzustand zurück. Tatsächlich will der Körper diesen so schnell wie möglich wiederherstellen. Das funktioniert aber nur, wenn dein Kopf ihm dabei nicht in die Quere kommt, was leider häufig passiert. Einmal emotional aktiviert, neigen die meisten von uns dazu, sich über ihre Gefühle *Gedanken* zu machen. Das aber erhält die Stressreaktion im Körper aufrecht.

Nimm wahr, worauf sich deine Aufmerksamkeit richtet, sobald du Stress erlebst oder erregt bist. Wenn du merkst, dass deine Gedanken immer noch um das stressige Ereignis kreisen (und die Stressreaktion fortschreiben), richte deine Aufmerksamkeit auf deinen Atem und erde dich so in deinem Körper.

WIE FÜHLEN SICH DEINE EMOTIONEN AN?

Deine Umwelt kommuniziert mit dir über deine Emotionen, das heißt über deine körperlichen Empfindungen. Du merkst es zum Beispiel, wenn du einen Raum betrittst, wo zwei Leute gestritten haben und die Anspannung noch greifbar ist. Du kannst es nicht immer in Worte fassen, aber du spürst es sofort. Und zwar in deinem Körper. Unser Körper nimmt die Energie in einem Raum meist unmittelbar auf. Das kann hilfreich sein, vor allem wenn es auf Gefahren hinweist, wie der Schauder, der dir über den Rücken läuft, wenn du vor einer finsteren Gasse stehst. Hinzuspüren, wie sich diese inneren Empfindungen *anfühlen*, ist ein wichtiger Schritt, um die Verbindung zu unserem authentischen Selbst wiederherzustellen.

Emotionen sind zwar unsere wichtigste Reaktion auf die Welt, aber viele von uns bemerken ihren körperlichen Ausdruck gar nicht. Wie wir bereits gesehen haben, fühlen sich nicht alle Menschen sicher genug, um den Empfindungen im eigenen Körper nachzugehen, oder sie verfügen nicht über das nötige Gewahrsein. Wenn du dich in deinem Körper noch nicht zu Hause fühlst, solltest du auf die Übungen in Teil I zurückkommen. Sie helfen dir, dieses Band neu zu knüpfen.

Wir alle erleben Emotionen anders. Am besten machst du dich also vertraut mit den Reaktionen deines Körpers auf Emotionen wie Freude/Glück, Ärger, Trauer, Angst, Abscheu oder Staunen (was die grundlegenden menschlichen Emotionen sind). Auch wenn du bestimmte Emotionen lieber vermeidest, ist es gesünder und normal, die ganze Bandbreite der Emotionen zu spüren. Die Tabelle unten zeigt, welche Botschaften diese Emotionen uns üblicherweise vermitteln.

Nimm dir die Zeit herauszufinden, wie dein Körper sich äußerlich verändert und sich anfühlt, wenn du solche elementaren Emotionen verspürst.

ÄRGER: Ich merke, wie mein Körper sich verspannt. Mein Gesicht wird heiß. Ich knirsche mit den Zähnen.
TRAUER: Mein Körper fühlt sich schwer und kraftlos an. Ich lasse die Schultern hängen. Lächeln ist mir fast unmöglich.
ANGST: Ich spüre, wie ich zittere. Mein Herz schlägt schneller, mein Atem geht flach und gehetzt.
FREUDE/GLÜCK: Ich fühle mich leicht, lebendig, aktiv. Ich kann gar nicht aufhören zu lächeln.
ABSCHEU: Mein Magen krampft sich zusammen. Mir wird schlecht. Ich muss würgen und rümpfe die Nase.
STAUNEN: Ich fühle mich voller Energie. Ich werde ganz wach. Mein Herz klopft, meine Augen werden rund. Mein Mund steht offen.

EMOTIONALE BOTSCHAFTEN

EMOTION	BOTSCHAFT
Ärger	Grenzüberschreitung oder unerfülltes Bedürfnis
Trauer	Verlust
Angst	Bedrohung der eigenen Sicherheit
Freude/Glück	Interesse, Vergnügen, Wachstum
Abscheu	Abneigung gegen etwas Abstoßendes (körperlich, geistig/emotional oder moralisch)
Staunen	Unerwartetes Ereignis oder durchkreuzte Erwartungen

ERKUNDUNG DEINER EMOTIONALEN BOTSCHAFTEN

Ärger

Trauer

Angst

Freude/Glück

Abscheu

Staunen

Wenn es dir schwerfällt, genau zu sagen, was du fühlst, wenn diese Emotionen gerade (in Echtzeit) präsent sind, führe die folgende Übung aus – für jede der grundlegenden Emotionen.

- Suche dir einen ruhigen, sicheren Platz, an dem du dich ein paar Minuten hinsetzen oder -legen kannst.
- Lass deinen Körper im gegenwärtigen Augenblick ankommen. Wenn du dich damit wohlfühlst, kannst du die Augen schließen, um Ablenkungen auszublenden und dich ganz auf deine Innenwelt zu konzentrieren.
- Rufe dir eine Szene, eine Situation, eine Erfahrung ins Gedächtnis, bei der du Ärger empfunden hast.
- Spüre den Ärger und gehe den verschiedenen Empfindungen in deinem Körper nach.
- Wenn du merkst, dass du anfängst, dich gedanklich mit dem Szenario oder der Emotion zu befassen (du verurteilst dich, fängst an zu erklären und schiebst dadurch das Gefühl weg), lenke deine Aufmerksamkeit zurück auf den Körper. Wie fühlt er sich an?
- Nimm dir Zeit, jeder Empfindung nachzugehen, die mit der emotionalen Erfahrung von Ärger verbunden ist. Vielleicht spürst du auch nach, wie sich die Visualisierung insgesamt anfühlt.
- Wiederhole diese Übung möglichst oft, um den Empfindungen auf die Spur zu kommen, die Ärger in deinem Körper auslösen. Das ist vor allem dann hilfreich, wenn du dich mit dieser Emotion bislang kaum auseinandergesetzt hast. Du wirst ganz neue Aspekte dieser Erfahrung entdecken und auch unterdrückte Emotionen, die dein Körper sozusagen aufbewahrt hat.
- Wiederhole diese Übung auch mit den anderen grundlegenden Emotionen: Trauer, Angst, Freude/Glück, Abscheu und Staunen.
- Wenn du das Gefühl hast, fertig zu sein, richte deine Aufmerksamkeit auf den Raum um dich herum.

EMOTIONALE Aktivierung

Eine 2014 veröffentlichte Studie zeichnete mittels Wärmemessung die physiologische Aktivität des Körpers nach. Dabei wurden für die sechs grundlegenden Emotionen individuelle Muster entdeckt:

- Ärger: Aktivierung der oberen Körperhälfte und der Arme. Etwas Wärme auch in Beinen und Füßen.
- Trauer: Aktivierung in Brust und Kopf. Nachlassende Aktivierung in Armen, Beinen und Füßen.
- Angst: Aktivierung der oberen Körperhälfte, nicht jedoch in den Armen. Leichte Aktivität in den Füßen.
- Freude/Glück: Aktivierung des gesamten Körpers.
- Abscheu: Aktivierung in der oberen Körperhälfte und den Armen.
- Staunen: Aktivierung in Brust und Kopf. Abnehmende Aktivität in den Beinen.

Deine Emotionen und Gefühle machen sich also in den verschiedenen Körperpartien jeweils unterschiedlich bemerkbar. Eine gute innere Sinneswahrnehmung (Interozeption genannt, mehr darüber später), entwickelt durch das Erforschen der verschiedenen Emotionen, ist das Fundament für emotionale Resilienz.

DEINE BEZIEHUNG ZU DEINEN EMOTIONEN

Wie wir unsere Emotionen identifizieren und mit ihnen umgehen, hängt davon ab, wie mit unseren Emotionen umgegangen wurde, als wir klein waren, und wie wir andere Menschen im Umgang mit ihren Gefühlen erlebt haben. (Was natürlich einen Einfluss darauf hatte, ob und in welcher Form sie uns unterstützt haben, mit unseren Emotionen zurechtzukommen.)

In der Kindheit sind wir von den Reaktionen unseres Nervensystems und den damit verbundenen Emotionen häufig überfordert. Da unser Gehirn und unser Nervensystem auf Kontakt ausgelegt sind, verlassen wir uns auf andere, um unseren Körper und Geist zu regulieren. Das ist der Prozess der *Co-Regulation*. Haben wir Bezugspersonen erlebt, die sich auf unsere Emotionen einlassen konnten und uns halfen, sie zu regulieren, fühlten wir uns vermutlich sicher genug, um uns für alle emotionalen Erfahrungen zu öffnen. Hatten unsere Eltern aber mit ihren eigenen Emotionen zu kämpfen und waren unfähig, sich auf unsere Bedürfnisse einzustellen (oder sie überhaupt *zu registrieren*), dann haben wir uns von einigen oder allen Emotionen abgeschottet.

Fällt ein Kleinkind hin und tut sich weh, fängt es sofort an zu weinen. Es erlebt Schmerz und gleichzeitig Angst, weil etwas Beunruhigendes passiert ist, worauf es nicht vorbereitet war. Das Weinen signalisiert der Mutter, dass das Kind jetzt Trost braucht. Kleinkinder können ihre Emotionen nicht selbstständig beruhigen. Sie brauchen einen Erwachsenen, der ihnen zeigt, wie das geht. Viele Kinder wachsen mit Bezugspersonen auf, die ihnen nicht helfen können, ihre Emotionen zu beruhigen. War das bei dir der Fall, dann weißt du vielleicht gar nicht, was du spürst, und kannst dich nicht beruhigen, wenn du dich aufregst. Lernst du jedoch, deine Emotionen zu verstehen, zu verarbeiten und loszulassen, gewinnst du mehr Selbstvertrauen und Kontrolle über dein Leben.

Beantworte die folgenden Fragen, um herauszufinden, welche Botschaften du als Kind in deinen frühesten Beziehungen erhalten hast.

In der Kindheit ...

Wurden bei dir zu Hause Emotionen (auch ein »Ich liebe dich«) direkt ausgedrückt? Wenn ja, wie?

____

____

____

Hast du dich sicher genug gefühlt, zu Hause alle deine Emotionen (die ganze Bandbreite) auszudrücken? Oder waren manche Emotionen verpönt? Wenn ja, welche Emotionen hast du zu unterdrücken gelernt?

____

____

____

War jemand für dich da, wenn du aufgeregt warst/Schmerzen hattest und Unterstützung brauchtest? Oder hast du dich in solch einem Fall alleingelassen gefühlt, beschämt, ignoriert, abgewiesen?

____

____

____

Wo und wann hast du gelernt, nicht all deine Emotionen auszudrücken? Erinnerst du dich noch, wann du beschlossen hast, den Menschen nichts mehr über deine Gefühle zu sagen?

____

____

____

Welche Botschaften hast du im Hinblick auf Emotionen und ihren Ausdruck seitens deiner Kultur, deiner Religion, deiner Gesellschaft erhalten? Gab es Emotionen, die als »gut« oder »schlecht galten? Als »richtig« oder »falsch«? Als »ethisch« oder »unethisch«? Galt das nur für einige Emotionen oder für alle?

____

Hast du deine Emotionen für wichtig oder für unwichtig gehalten? Waren sie akzeptiert, sodass du sie ausleben konntest? Oder hast du sie als Bürde oder Belastung empfunden?

Für alle Leserinnen und Leser, die mit Geschwistern oder anderen Menschen im Haushalt aufwuchsen: Wie wurden Konflikte zwischen Familienmitgliedern gehandhabt? Hast du dich geschützt gefühlt vor Angriffen von Geschwistern oder anderen? Oder hattest du das Gefühl, dass dein Schmerz ignoriert und geleugnet wurde? Hat man deine verletzenden Verhaltensweisen gegenüber Geschwistern/anderen Menschen ignoriert oder geleugnet?

Hat deine Familie sich ständig eingemischt, wenn es um Emotionen ging? Wurde versucht, sie unter Kontrolle zu bringen, zum Beispiel durch Nörgeln, Sich-Sorgen, oder aber durch den Versuch, das Problem zu lösen? (Beseitige das Problem und damit das Gefühl.)

Haben deine Bezugspersonen zu Alkohol oder anderen Drogen gegriffen, um ihre Emotionen zu kontrollieren? Oder zu Essen?

Haben deine Bezugspersonen ihre Emotionen unterdrückt oder ignoriert, um als Märtyrer dazustehen?

Hast du erlebt, wie andere Menschen Verantwortung für ihre Emotionen übernahmen? Oder machten sie dafür »die Umstände« verantwortlich? Hast du Dinge zu hören bekommen wie: »Du hast mich dazu getrieben«? Oder: »Ich hätte gar nicht herumgeschrien, wenn du nicht …«?

Nimm dir nun ein paar Tage oder Wochen Zeit, um zu erforschen, wie dich diese frühen Erfahrungen beeinflusst haben, indem du deinen heutigen Emotionen nachgehst.

Wie sieht deine Beziehung zu deinen Emotionen im Allgemeinen aus? Kennst du alle grundlegenden Emotionen (Freude/Glück, Trauer, Angst, Ärger, Staunen, Abscheu)? Machst du dir Vorwürfe, wenn du eine dieser Emotionen empfindest? Oder alle? Verleugnest du gar eine oder alle? Wenn ja, welche?

Bei welchen Emotionen fällt es dir leicht, sie auszudrücken? Mit welchen hast du eher Schwierigkeiten? Welchen gehst du am liebsten aus dem Weg?

Wie präsent sind deine Emotionen in deinen Beziehungen? Wie oft sprichst du über sie und lässt andere daran teilhaben? Wie reagierst du üblicherweise, wenn Leute (Fremde, Freundinnen, Angehörige, Partner) dich fragen, wie es dir geht?

___

___

___

Welche Art von Feedback geben dir andere über deine Emotionen? Hast du je Kommentare dazu gehört, wie oft du lächelst, ob du dich aufregst beziehungsweise traurig, wütend oder gestresst wirkst?

___

___

___

Hast du das Gefühl, dass andere Menschen deine Emotionen exakt interpretieren? Oder eher nicht?

___

___

DEINE Innenwahrnehmung

Auch wenn du dir deiner Emotionen nicht bewusst bist oder dich gegen sie abschottest, so bedient sich dein Geist doch ihrer, um daraus die Art deiner Umwelterfahrung zu schaffen (deine *Gefühle/Reaktionen*). Bei der Interozeption scannt dein Gehirn deine körperlichen Empfindungen daraufhin ab, wie es die Welt um dich herum wahrnimmt, sodass es deine Bedürfnisse stillen und dich beschützen kann.

Stelle diese Verbindung zum Körper immer wieder her. Nutze dazu das Gefühls-Tagebuch auf der folgenden Seite. So machst du dir alle aktiven Emotionen bewusst, die deine Erfahrung des gegenwärtigen Augenblicks prägen.

TAGEBUCH DER GEFÜHLE

Hier geht es um die körperachtsame Pause von den Seiten 85/86 die wir jetzt um die Wahrnehmung deiner Gefühle erweitern. So kannst du das Gewahrsein deiner emotionalen Erfahrungen täglich steigern. Wenn du Hilfe bei der Benennung deiner Emotionen brauchst, greifst du am besten auf das Rad der Gefühle auf Seite 251 zurück. Je klarer du dir bist, was du wirklich fühlst, desto eher kannst du mit diesen Emotionen geschickter umgehen als bisher.

EMOTIONALER CHECK:

Welche Empfindungen spüre ich in diesem Moment in meinem Körper?

____

____

Was tue oder denke ich (während meiner aktuellen Erfahrung)?

____

____

Welche Emotionen beziehungsweise Gefühle sind präsent?

____

____

TAGEBUCH DEINER BEWÄLTIGUNGSSTRATEGIEN

Viele Menschen gehen als Erwachsene mit ihren Gefühlen immer noch so um wie in der Kindheit. Wenn wir als Kinder nicht lernen, auf gesunde Weise zu reagieren, dann bekommen wir auch als Erwachsene noch Wutanfälle und ziehen uns empört von unseren Mitmenschen zurück. Oder wir reagieren passiv-aggressiv. Wir haben das Gefühl, einfach nicht anders zu können, denn diese Bewältigungsstrategien sind tief verwurzelte Muster, das Resultat der Dysregulation unseres Nervensystems.

Zuerst müssen wir den Bewältigungsstrategien unseres inneren Kindes auf die Spur kommen. Was machst du, wenn du in einer belastenden Situation steckst? Unten findest du ein paar Beispiele, mithilfe derer du deine emotionale Reaktion auf Ereignisse, die noch nicht lange zurückliegen, überprüfen kannst. Sei so ehrlich wie möglich und schreibe auf, welche Gedanken, Gefühle und Reaktionen du an dir erkannt hast. Sollte sich in nächster Zeit eine ähnliche Situation wiederholen, kannst du deinen reaktiven Zyklus erneut unter die Lupe nehmen.

Mit der Zeit wirst du entdecken, dass du auf emotional aufgeladene Situationen meist recht ähnlich reagierst. Je öfter du dich in stressigen Situationen beobachtest, desto leichter wirst du die Themen erkennen, die auf die Strategien deines inneren Kindes hinweisen. Dieser Prozess kann Wochen, aber auch Monate in Anspruch nehmen.

Wenn du dir der emotionalen Stressreaktionen deines inneren Kindes bewusst wirst, kannst du anfangen, sie zu verändern. Meist geht es darum, eine Antwort zu finden, die nicht in kindlichen Verletzungen wurzelt und deinem authentischen Selbst besser dient.

ERFAHRUNG	**GEDANKEN**	**GEFÜHLE**	**REAKTION**
Was ist passiert?	*Was denkst du automatisch?*	*Was fühlst du automatisch?*	*Wie reagierst du automatisch?*
Ich bekomme nicht den Job, den ich wollte.	Ich denke, dass das nicht fair ist.	Ich fühle mich ungerecht behandelt.	Ich gebe anderen die Schuld.
Die Hausarbeit ist liegen geblieben.	Ich denke, dass meine Partnerin rücksichtslos ist.	Ich werde wütend.	Ich brülle herum.
Ein vereinbarter Anruf eines Freundes bleibt aus.	Ich denke, dass ich meinem Freund nichts bedeute.	Ich bin traurig.	Ich ziehe mich zurück und bin beleidigt.
Es gibt eine Meinungsverschiedenheit mit einem Menschen, den ich liebe.	Ich denke, dass die Beziehung vielleicht am Ende ist.	Ich habe Angst.	Ich wehre ab.

ERFAHRUNG	**GEDANKEN**	**GEFÜHLE**	**REAKTION**
Was ist passiert?	*Was denkst du automatisch?*	*Was fühlst du automatisch?*	*Wie reagierst du automatisch?*

Wie ich mit Trauma und Dysregulation umgehe

Wie du in Teil I gelernt hast, können die langfristigen Auswirkungen von Traumata unseren Umgang mit den eigenen Emotionen ungünstig beeinflussen. Unten findest du eine Liste von Bewältigungsstrategien, mit denen wir als Kinder auf emotional überwältigende Erfahrungen reagiert haben. Je öfter wir diese Traumareaktionen wiederholen, desto mehr schleifen sich diese Strategien ein, sodass wir sie auch als Erwachsene noch einsetzen.

VERMEIDEN, UNTERDRÜCKEN ODER LEUGNEN: die Neigung, schmerzliche Gedanken oder Gefühle unter den Teppich zu kehren. (»Wenn ich nicht darüber rede, ist es nicht passiert.«)

IDEALISIERUNG ODER FANTASIE: die Neigung, (*echte* oder *eingebildete*) positive Wesenszüge oder Erfahrungen zu übertreiben, statt die Realität zu akzeptieren. Äußert sich in Tagträumereien darüber, wie die Dinge sein sollten oder wie du sie gerne hättest. Keine Akzeptanz der Wirklichkeit, wie sie ist.

INTELLEKTUALISIERUNG ODER RATIONALISIERUNG: die Neigung, Gefühlen aus dem Weg zu gehen, indem man die eigene Erfahrung gedanklich analysiert. (»Ich denke mich aus dem Problem hinaus.«)

PROJEKTION ODER EXTERNALISIERUNG: die Neigung zu vermuten, was alle anderen denken, statt auf die eigenen Gefühle und Gedanken zu hören. Die Neigung, die äußere Welt für die eigenen Gedanken und Gefühle verantwortlich zu machen. (»Du bist daran schuld, dass ich mich so fühle.«)

DISSOZIATION ODER TOTALER RÜCKZUG: die Neigung, sich von schmerzlichen Gedanken, Gefühlen oder Erfahrungen abzuschotten.

SUCHTVERHALTEN: die Neigung, zur Selbstregulierung unangenehmer Gedanken, Gefühle und Erfahrungen auf äußere Mittel wie Essen oder Drogen zurückzugreifen.

BAMBI-REFLEX: die Neigung, ausschließlich oder übermäßig auf die Bedürfnisse anderer zu achten, auf das, was die Welt von uns will.

Nimm dir nun Zeit, deine aktuellen emotionalen Bewältigungsstrategien aufzudecken, indem du folgende Fragen beantwortest:

Wie oft und unter welchen Umständen (oder wann) hast du das Gefühl, innerlich taub zu werden oder deine Emotionen/Gefühle komplett zu verdrängen? Wie oft und unter welchen Umständen (oder wann) belügst du andere, wenn es um deine Gefühle geht, oder spielst diese herunter?

____

____

Wie oft und unter welchen Umständen (oder wann) gibst du dich machtlos in Bezug auf deine Gefühle, verlangst aber von anderen, dass sie ihr Verhalten ändern, damit es dir besser geht?

____

____

Wie oft und unter welchen Umständen (oder wann) tadelst du andere für dein reaktives Verhalten? (Etwa indem du Dinge sagst wie: »Hättest du nicht … getan, dann hätte ich nicht …« Oder: »Du bist schuld, dass ich …«)

____

____

Wie oft und unter welchen Umständen (oder wann) schweigst du deine Mitmenschen an und verweigerst ihnen deine Liebe, indem du gemein oder kalt reagierst oder passiv-aggressive Kommentare von dir gibst?

____

____

Wie oft und unter welchen Umständen (oder wann) leugnest du deinen Schmerz, indem du zu Drogen greifst, die dir ein besseres Gefühl verschaffen?

____

____

Wie oft und unter welchen Umständen (oder wann) konzentrierst du dich auf Arbeit oder Leistung, um deine Gefühle unter den Teppich zu kehren oder dich besser zu fühlen?

____

____

Wie oft und unter welchen Umständen (oder wann) versuchst du, deine Gefühle wegzuerklären oder zu rationalisieren?

____

____

Wie oft und unter welchen Umständen (oder wann) stellst du dir vor, dass die Dinge anders sind als in Wirklichkeit, um deinen wahren Gefühlen in der Situation aus dem Weg zu gehen?

____

____

Wie oft und unter welchen Umständen (oder wann) machst du dir Sorgen, was andere Menschen denken oder fühlen, statt dich auf deine eigenen Gefühle zu konzentrieren?

____

____

SPÜRE DEINE GEFÜHLE

Nun, da wir angefangen haben, unsere üblichen Bewältigungsstrategien offenzulegen, suchen wir nach neuen Wegen, um mit unseren emotionalen Erfahrungen umzugehen. Wenn wir in der Lage sind, entspannt unsere Gefühle zu spüren, sinkt die Wahrscheinlichkeit, dass wir sie ausagieren oder uns von ihnen ablenken müssen.

SCHRITT 1: BEOBACHTE DEINE GEFÜHLE

Wir leben unsere alten Bewältigungsstrategien aus und überlassen dem inneren Kind das Kommando, wenn unsere Ressourcen schwinden und der Stress uns überwältigt. Das ist zwar eine völlig normale Reaktion, dennoch passt sie selten zu den Bedürfnissen und Wünschen unseres authentischen Selbst.

Daher üben wir zuerst, unsere aktuellen Gefühle und Reaktionen zu beobachten, zu akzeptieren und willkommen zu heißen, ohne sie zu verurteilen. Deine Aufgabe hier ist es, objektiv, liebevoll und nett zu *all* deinen Anteilen zu sein. So schaffst du eine Wirklichkeit, die mit deinem authentischen Selbst im Einklang steht.

Die Stressleiter

Unser Körper kommuniziert ständig mit uns. Mit diesem Instrument kannst du den ersten Schritt – das Beobachten – üben, indem du *lernst*, auf die Signale deines Körpers zu achten, wenn das Stressniveau steigt. Mit der Zeit wird dir diese neue Bewusstheit zeigen, wann du innehalten und dir eine Pause gönnen solltest – um dich sicher zu fühlen.

Und so funktioniert es:

- Lies dir das folgende Beispiel durch und benutze es für deine Arbeit. Möglicherweise sieht deine Stressleiter ganz genauso aus. Oder dein Körper gibt dir andere Signale.
- Beobachte dich und deine Reaktionen im Verlauf des Tages immer wieder. Welche körperlichen Signale registrierst du in stressigen Momenten? Wo und wie zeigt sich das Gefühl des *Überrolltwerdens* in deinem Körper? Wie reagiert dein Körper, wenn der Stress *fortbesteht*?
- Notiere deine Beobachtungen, entweder im Tagebuch oder in der Blanko-Stressleiter auf der nächsten Seite. Vergiss nicht: Das Beobachten wird mit wachsender Übung immer leichter. Sei nett zu dir selbst, wenn du anfängst, und vor allem: *Mach weiter!* Wenn du Anregungen brauchst, lies dir das Beispiel nochmals durch.

BEISPIEL FÜR DIE STRESSLEITER

10 Ich schreie herum und brülle jeden an, der mir nahe kommt.
9 Ich balle die Hände zu Fäusten und laufe ruhelos auf und ab.
8 Meine Augen verengen sich zu Schlitzen, ich mache ein böses Gesicht.
7 Ich spüre, wie meine Schultern immer angespannter werden.
6 Mein Gesicht fängt an zu kribbeln und zu brennen.
5 Mein Atem geht schneller. Ich atme lauter und heftiger.
4 Ich spüre, wie meine Handinnenflächen schweißfeucht werden.
3 Ich spüre, wie mein Herz schneller schlägt.
2 Ich spüre, wie sich mein Magen verkrampft.
1 Ich bin stressfrei, ruhig und entspannt.

MEINE STRESSLEITER

10 ______________________________

9 ______________________________

8 ______________________________

7 ______________________________

6 ______________________________

5 ______________________________

4 ______________________________

3 ______________________________

2 ______________________________

1 ______________________________

AKZEPTIERE DEINE GEFÜHLE UND HEISSE SIE WILLKOMMEN

Die eigenen Gefühle willkommen zu heißen ist ein starker Transformationsmotor. Wurden wir getadelt, weil wir geweint haben, bestraft, weil wir wütend waren, oder als zu empfindlich beschimpft, dann haben wir gelernt, uns von diesen Emotionen abzukoppeln.

Jetzt wollen wir lernen, all unsere Gefühle zu akzeptieren, und zwar dann, wenn sie auftreten. Zu diesem Zweck müssen wir unsere Sprache verändern. *Wir deuten unsere Erfahrungen um.* Viele Menschen sagen Dinge wie: »Ich bin traurig« oder »Ich bin sauer«. Das hört sich so an, als stünde dieses Gefühl für die Gesamtheit unserer Erfahrung. So bleiben wir in diesen Gefühlen stecken und wiederholen ständig die Bewältigungsstrategien der Vergangenheit.

Beobachte stattdessen dich und deine emotionalen Reaktionen im Laufe des Tages immer wieder. Schreibe auf, welche Gefühle du hast, und deute sie um. Nutze dazu den Platz unten. Du kannst das Ganze aber auch in dein Notizbuch kopieren.

1. **Umformulieren**

   Statt »Ich bin ____________« zu sagen, sagst du: »Ein Teil meiner selbst fühlt sich ____________.«
   Das verhilft uns zu der Erkenntnis, dass wir nicht unsere Emotionen sind. Wir sind der Mensch, der diese Emotionen erlebt.
   Ein Beispiel: Aus »Ich bin traurig« wird: »Ein Teil meiner selbst fühlt sich traurig.«

2. **Willkommen heißen**
   Vervollständige den folgenden Satz und sprich ihn laut aus oder schreibe ihn in dein Tagebuch:

   »Ich heiße das Gefühl von ____________ willkommen, das ich im Moment beobachte/erlebe.«
   Ein Beispiel: »Ich heiße das Gefühl der Trauer willkommen, das ich im Moment beobachte/erlebe.«

Wann immer du das tust, wiederholst du danach folgenden Satz: »Ich bin nicht diese Emotion. Ein Teil meiner selbst erlebt diese Emotion.«

Diese Übung gibt dir Gelegenheit, den weisen inneren Elternteil zu verkörpern, der sich um all deine Gefühle kümmert und sowohl dein aktuelles als auch dein künftiges Selbst nährt.

BLEIBE AUFRECHT IM emotionalen Sturm

Emotionen können ein intuitives Werkzeug sein, das uns im Alltag Orientierung bietet. Eine gesunde Beziehung zu unseren Gefühlen zu haben heißt, dass wir diese inneren Signale heranziehen können, wenn wir entscheiden, wie wir mit dem gegenwärtigen Augenblick umgehen. Zentral für diese emotionale Reife ist die Kultivierung von Gleichmut, also die Fähigkeit, inmitten starker Gefühle Ruhe und Gelassenheit zu bewahren. Wir verweilen bei unseren Emotionen, ohne uns von ihnen überwältigen zu lassen (*sodass sie Körper und Geist schaden*) oder auf sie zu reagieren (*sodass sie unsere Entscheidungen diktieren*).

Mit den Übungen auf den folgenden Seiten erschaffen wir eine neue, von Gleichmut getragene Beziehung zu unseren Emotionen. Wir erhöhen unsere Stressresilienz, damit wir uns sicher auf diese inneren Signale einlassen können.

EMOTIONALE RESILIENZ

Resilienz ist die Fähigkeit, sich nach belastenden Erfahrungen wieder aufzurappeln. Das Leben wirft uns allen gelegentlich Knüppel zwischen die Beine, darauf haben wir keinen Einfluss. Daher ist es sinnvoll, wenn wir lernen, wie man Herausforderungen besser meistern kann. Um resilienter zu werden, müssen wir eine höhere Stresstoleranz entwickeln. Anders ausgedrückt: Wir müssen unserem Nervensystem zeigen, wie es mit der gesamten Bandbreite an Erfahrungen zurechtkommt.

Menschen, die belastende Situationen oder sogar Traumata erlebt haben, haben für gewöhnlich eine sehr geringe Stresstoleranz. Weil uns die Dinge so leicht über den Kopf wachsen und wir keine entsprechenden Ressourcen besitzen, ist das Alarmsystem des Körpers ständig aktiv, und wir sind übermäßig wachsam. In diesem Zustand übernehmen schnell unsere Emotionen das Ruder, und wir haben das Gefühl, mit ihnen nicht fertigzuwerden. Obwohl dies ein unangenehmer Zustand ist, ist er doch ein Schutzmechanismus unseres Körpers.

Ungelöste Traumata versetzen unser Nervensystem in einen Zustand, in dem schon der kleinste Reiz als Bedrohung erlebt wird. Aber zwischen einem unangenehmen Gefühl und einer lebensbedrohlichen Situation besteht natürlich ein Unterschied. Und eben diesen müssen wir unserem Körper beibringen. Wenn wir uns im Leben entwickeln wollen, müssen wir fähig sein, unangenehme Gefühle auszuhalten, denn diese machen letztlich unser Wachstum möglich. Je eher wir lernen, die Schwierigkeiten des Lebens zu meistern, desto selbstsicherer werden wir.

Die Übungen auf den folgenden Seiten zeigen dir, wie du deine Stresstoleranz erhöhen kannst. Sie lehren deinen Körper, dass ein unangenehmes Gefühl keineswegs in jedem Fall Gefahr bedeutet.

Hält dich dein Körper im Stresszustand?

Unser Nervensystem ist von Geburt an darauf *programmiert*, mit anderen Menschen und der Umwelt in Beziehung zu treten. Wenn wir in einer (*körperlich und emotional*) unsicheren Umgebung aufwachsen, konzentriert unser Nervensystem sich auf Schutz und Überleben, nicht auf Beziehungen und Engagement. Wir treten der Umwelt nicht mehr offen gegenüber.

Solange wir im Körper kein Gefühl der Sicherheit verspüren, werden unser gestresster Körper und Geist unser Nervensystem ständig im aktivierten Zustand halten und uns gleichermaßen von unserem authentischen Selbst und der Umwelt abschotten. Da Körper und Geist verbunden sind und ständig miteinander kommunizieren, führt ein gestresster Körper zu einem gestressten Geist voll ängstlicher, sorgenvoller oder sogar Panik auslösender Gedanken. Einfach ausgedrückt: Der Zustand deines Nervensystems kreiert die Geschichten, die wir uns im Geist erzählen.

Wenn dein Körper gestresst ist, versteht dein Geist dies als Signal, dass der Körper in Gefahr ist. Dein Geist reagiert auf dieses Signal, indem er seine innere Umgebung (stressauslösende Gedanken) und die Außenwelt scannt (wodurch wir übermäßig wachsam werden). Herrscht im Körper auf energetischer Ebene Chaos oder steht das Nervensystem unter Stress, fängt der Geist an zu rasen und verliert sich in stressigen Gedanken an die Vergangenheit oder die Zukunft.

Nachstehend findest du Anzeichen für eine Übererregung des Nervensystems. Nimm dir ein paar Tage (oder Wochen) Zeit, um deine körperlichen Stressreaktionen zu beobachten. Sowohl deine Körperhaltung als auch dein Energiefluss spiegeln den Zustand deines Nervensystems wider. Gehe anschließend der Frage nach, wie dieser Zustand deine Aufmerksamkeit beeinflusst und dich den gegenwärtigen Moment erleben lässt.

Kampf

- Kantige Schultern, vorgewölbte Brust
- Angespannte Muskeln
- Schnelles und lautes Sprechen
- Fahrige, verkrampfte Bewegungen

Flucht

- Verkrampfter Körper (um kleiner zu wirken), hängende Schultern
- Steht gerne hinten, um nicht gesehen zu werden
- Reduziertes Stimmvolumen
- Unruhige Augenbewegungen

Totstellen/Rückzug

- Kopf hängen lassen
- Hängende Schultern
- Vermeidet Augenkontakt

Bambi-Reflex

- Abgekoppelt vom Körper und seinen Empfindungen
- Ständiges Scannen der Umwelt, um mögliche Bedrohungen schnell zu erkennen

Wie fühlen sich die verschiedenen Stressreaktionen meines Nervensystems körperlich an? An welchen Zeichen erkenne ich seine Aktivierung?

Wenn der Kampfreflex meines Nervensystems aktiviert ist:

____

____

Wenn der Fluchtreflex meines Nervensystems aktiviert ist:

____

____

Wenn der Totstell-Reflex meines Nervensystems aktiviert ist:

____

____

Wenn der Bambi-Reflex meines Nervensystems aktiviert ist:

____

____

Hat mein Körper zu viel Energie (übermäßige Wachsamkeit oder Reaktivität)? Muss ich körperlich Energie abbauen (durch Putzen, Spazierengehen, Sport), um meine Gedanken zu beruhigen?

____

____

Hat mein Körper zu wenig Energie (Erschöpfung oder Rückzug)? Würde mein Körper von dynamischen Tätigkeiten (wie Tanzen, Springen oder Zeit in der Kälte verbringen) profitieren?

____

____

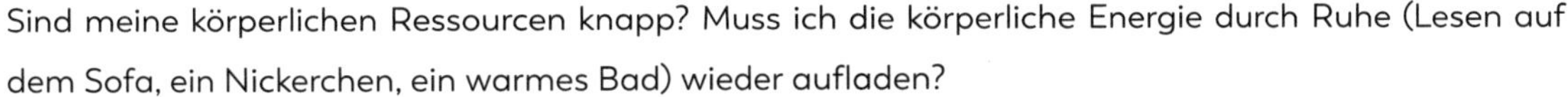

Sind meine körperlichen Ressourcen knapp? Muss ich die körperliche Energie durch Ruhe (Lesen auf dem Sofa, ein Nickerchen, ein warmes Bad) wieder aufladen?

____

____

Schicken meine Muskeln beziehungsweise meine Haltung Signale der Angst oder Bedrohung an meinen Geist, sodass ich aus dem Kampf-, Flucht- oder Totstell-Reflex nicht mehr herauskomme und mein Körper sich nicht sicher und entspannt fühlen kann? Muss ich meine Haltung verändern, etwa meine Schultern entspannen und aufrecht stehen, um meinem Körper Sicherheit zu signalisieren?

____

____

Erforsche deine emotionale Sucht

Hinter unseren Geschichten, Verhaltensweisen und autonomen Reaktionen steht die zyklische Aktivierung unseres Nervensystems. Wie wir schon auf Seite 70 gesehen haben, bleibt unser Nervensystem nach einem belastenden Erlebnis mitunter in der Stressreaktion stecken und schafft es nicht, ins Gleichgewicht zurückzukehren.

Die chemische Reaktion unseres Körpers auf Stress – die Freisetzung bestimmter Neurotransmitter oder Hormone – führt dazu, dass wir den Stress im Körper spüren. Spitzen von Stresshormonen wie Cortisol oder Adrenalin fühlen sich sehr intensiv an. Wenn unser Körper an diese Stressreaktionen gewöhnt ist, beginnen wir unbewusst, nach Erfahrungen zu suchen, die die biochemische Aufregung im Körper aufrechterhalten. Wer in einem Umfeld aufgewachsen ist, in dem es zu Bindungstraumata kam (*Chaos, Unberechenbarkeit* oder *nicht sichere Bindungen*), bleibt häufig in einem Zyklus emotionaler Sucht gefangen. Unser Geist schafft unbewusst Situationen, die zu den Stressreaktionen unseres Körpers passen. Fehlen diese, sind wir gelangweilt, lustlos oder unmotiviert. Notfalls müssen wir uns unser Quantum *Aufregung* selbst verschaffen. Deshalb sind manche Leute süchtig nach Klatsch, Drama, unberechenbaren Beziehungen oder Unterhaltung, die ihnen einen Adrenalinschub verpassen. Auch wenn diese Zyklen sich nicht gut, sondern nach Stress anfühlen: So fühlen wir wenigstens *etwas*. Für viele Menschen sind dies *die einzigen Momente, bei denen sie* überhaupt irgend*etwas spüren*. Gleichzeitig ist damit viel Scham verbunden, weil wir ja nicht bewusst handeln, sondern die Reaktionsmuster der Vergangenheit fortschreiben.

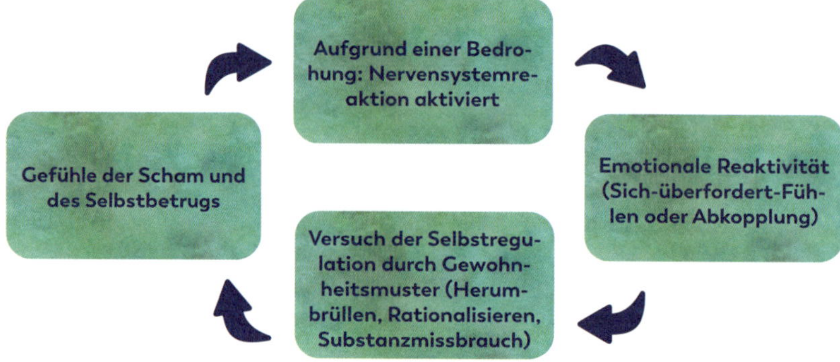

Der Zyklus emotionaler Sucht

Wie die Grafik zeigt, ist der Zyklus emotionaler Sucht ein geschlossener Kreislauf. Zuerst nimmt unser Nervensystem eine Bedrohung wahr und reagiert darauf. Dann versuchen wir instinktiv, unsere Reaktivität zu dämpfen – aber auf eine Art, die uns nicht guttut und letztlich nur Gefühle von Scham und Selbstbetrug zur Folge hat. Um diesen Zyklus von Verlangen und Reaktion (Explodieren oder Abkoppeln) zu durchbrechen, müssen wir unser Nervensystem neu verkabeln. Wenn du bei den folgenden Übungen das Gefühl hast, dass du dich langweilst und lieber etwas anderes machen möchtest, ist das völlig in Ordnung. Vielleicht erlebst du auch intensive körperliche Empfindungen oder stößt auf zwanghafte Gedanken. Diese Empfindungen und Gedanken sind immer da. Wir lenken uns bloß üblicherweise von ihnen ab. Mit Zeit und Übung wird dein Körper lernen, wie er ein Leben ohne ständige Stressreize führen kann.

Wie du dein Nervensystem neu vernetzt

Wie du mittlerweile weißt, reagiert dein Nervensystem in jedem Augenblick auf deine innere und äußere Umwelt, ohne dass du dies bemerkst (durch die Prozesse der *Interozeption* und der *Neurozeption*). Unsere Stressreaktion wird aktiviert, wenn unsere aktuellen Erfahrungen früheren Erlebnissen ähneln, bei denen wir uns unsicher gefühlt haben oder emotional überfordert waren. Solche ähnlich gearteten Erfahrungen bezeichnet man als *Trigger*. Sie aktivieren den Kampf-/Flucht- beziehungsweise den Totstell- oder Bambi-Reflex.

In der folgenden Liste findest du einige solche Trigger. Mit der Tabelle auf Seite 170 kannst du deine speziellen Trigger identifizieren. Nimm dir in den nächsten Tagen (oder Wochen) Zeit, um herauszufinden, welche Situationen dein Nervensystem unter Stress setzen. Sobald du deine Trigger kennst, kannst du dir überlegen, wie du anders darauf reagieren kannst.

Zeitbezogene Trigger

- Bestimmte Daten, Jahrestage, Ferien, Tageszeiten, Jahreszeiten, Tage oder Monate.

Umweltbezogene Trigger

- Bestimmte Orte und deren Charakter (»einsam« oder »überfüllt«), geografische Gegebenheiten, Wetterbedingungen oder andere umweltbedingte Trigger.

Innere Trigger

- Bestimmte Empfindungen, Emotionen oder Gedanken und ihre körperlichen Entsprechungen.

Sinnliche Trigger

- Bestimmte Gerüche, Geschmackserlebnisse, visuelle Wahrnehmungen, Geräusche und taktile Empfindungen.

Interpersonelle Trigger

- Wahrnehmung von Ärger, mangelnder Zustimmung, Kritik, Verurteilung oder Zurückweisung, Tadel, Unehrlichkeit oder Betrug.
- Sich nicht gesehen, gehört oder verstanden zu fühlen.
- Wahrnehmung von Bedürftigkeit (sich direkt oder indirekt gedrängt fühlen, Unterstützung anzubieten oder das Problem zu lösen beziehungsweise die Person zu retten).
- Wahrnehmung des Verlangens nach Bestätigung.
- Wahrnehmung von Aufschieberitis, Faulheit, Inkompetenz oder Unordnung.
- Schwierige oder überfordernde Gefühle in Beziehungen zu anderen Menschen.
- Gefühle der Hilflosigkeit oder Ohnmacht in Bezug auf die äußeren Umstände.

FINDE DEINE TRIGGER

	TRIGGER	WIE ICH ÜBLICHERWEISE VERSUCHE, DAS GEFÜHL DER SICHERHEIT WIEDERHERZUSTELLEN
SYMPATHETISCHER KAMPF-FLUCHT-REFLEX *Ich fühle mich unsicher und versuche, zu fliehen oder zu kämpfen.*	Ein Kollege kritisiert meine Arbeit.	Ich reagiere mit einem bissigen Kommentar.
PARASYMPATHETISCHER TOTSTELL-REFLEX *Ich fühle mich unsicher und kopple mich ab.*	Ein Kollege kritisiert meine Arbeit.	Ich ziehe mich innerlich zurück von allem Geschehen, fühle mich taub und unverbunden.
BAMBI-REFLEX (MISCHUNG AUS SYMPATHIKUS- UND PARASYMPATHIKUSREAKTION) Ich fühle mich unsicher und versuche, der Bedrohung aus dem Weg zu gehen.	Ein Kollege kritisiert meine Arbeit.	Ich entschuldige mich wortreich für den Fehler und bitte darum, meinen Job behalten zu dürfen.
	TRIGGER *Zeitbezogen, umweltbezogen, innere, sinnesbezogen, Beziehungstrigger)*	**WIE ICH ÜBLICHERWEISE VERSUCHE, DAS GEFÜHL DER SICHERHEIT WIEDERHERZUSTELLEN**
SYMPATHETISCHER KAMPF-FLUCHT-REFLEX *Ich fühle mich unsicher und versuche, zu fliehen oder zu kämpfen.*		
PARASYMPATHETISCHER TOTSTELL-REFLEX *Ich fühle mich unsicher und kopple mich ab.*		
BAMBI-REFLEX (MISCHUNG AUS SYMPATHIKUS- UND PARASYMPATHIKUSREAKTION) *Ich fühle mich unsicher und versuche, der Bedrohung aus dem Weg zu gehen.*		

Wie du Geist und Körper neu auf Sicherheit programmierst

Wie wir auf Seite 68 gesehen haben, spielt der Vagusnerv eine entscheidende Rolle beim Wechsel des Körpers zwischen Stress- und Ruhephasen. Die gute Nachricht ist: Wir können den Vagusnerv so beeinflussen, dass unser Körper sich nach einem stressigen oder hochemotionalen Erlebnis schneller wieder beruhigt. Dies gelingt, indem wir in Erfahrungen eintauchen, die den Vagusnerv veranlassen, unserem Körper Sicherheit zu signalisieren. Oder wir führen solche Erfahrungen, die man nach Dr. Stephen Porges »Glimmer« nennt, aktiv herbei.

Sehen wir uns mal die folgenden *Glimmer* oder Sicherheitssignale an, die sofort ein Gefühl der Geborgenheit entstehen lassen. Finde dann in den nächsten Tagen (oder Wochen) mithilfe der Fragen im Anschluss heraus, was dir unmittelbar ein Gefühl von Sicherheit gibt.

- **SICHERHEITSSIGNALE AUS DER NATUR:** Sonne, Wind, Himmel, Regen, Erde, Bäume, Pflanzen, Blumen und Tiere
- **SICHERHEITSSIGNALE AUS DER UMWELT:** das Zuhause, der Arbeitsplatz, ein Gebäude, Küchendüfte, Kunstwerke, das Gefühl von Stoff auf der Haut, ein gemütliches Sofa, eine komfortable Matratze, ein Stapel Bücher, Musik
- **SICHERHEITSSIGNALE AUF BEZIEHUNGSEBENE:** **Selbstregulation** – tiefes, gleichmäßiges Atmen; beruhigende, sich wiederholende Bewegungen; Erdung des Körpers in der Natur. **Co-Regulation durch Kontakt mit anderen** – ein freundlicher Blick, ein Lächeln, ein Augenzwinkern, ein Nicken, ein Zeichen der Anerkennung, eine Antwort bekommen und das Kuscheln mit einem Haustier.

Welche Menschen, Orte, Gefühle, Gerüche und Empfindungen helfen mir, ein Gefühl der Sicherheit und Geborgenheit zu entwickeln?

____

____

Welche Empfindungen oder Gefühle lösen diese Sicherheitssignale in meinem Körper aus?

____

____

Nun weißt du also, was dir hilft, dich geborgen zu fühlen. Geh noch einmal durch, was du tun kannst, um dein Nervensystem zu beruhigen, wenn es getriggert wird.

Wie du dein Stresstoleranzfenster vergrößerst

Der Begriff *emotionale Resilienz* bezieht sich auf unsere Fähigkeit, gut mit Stress umzugehen. Wir können unser Stresstoleranzfenster vergrößern, indem wir unser Nervensystem sanft unter Druck setzen und unserem Körper dann helfen, zu einem Gefühl der Sicherheit zurückzukehren.

Wenn wir beschließen, etwas Unangenehmes anzupacken, dann schaffen wir uns die Gelegenheit, Körper (und Geist) einen gesunden Umgang mit Stress beizubringen. Emotionale Resilienz erhöht zum Beispiel die Wirkung der Atemübungen, mit denen wir unser Nervensystem beruhigen können. Geistig verstärken wir mit ihrer Hilfe die Kraft der Aufmerksamkeit, wodurch wir unseren Fokus von unangenehmen Gedanken weglenken können.

Auf den folgenden Seiten habe ich ein paar schwach belastende Übungen zusammengestellt, mit denen du dein Stresstoleranzfenster vergrößern kannst. Du solltest dich in deinem Umfeld geborgen fühlen, wenn du anfängst, damit zu experimentieren. Mach diese Übungen allein oder mit einer Person oder Gruppe, mit der du dich völlig sicher fühlst.

Wichtig ist hier ein vorsichtiger Einstieg. Überfordere deinen Körper nicht. Trotzdem können sich intensive Erfahrungen einstellen. Wenn dies passiert, dann atme tief durch und schicke deinem Körper die klare Botschaft: »Ich bin sicher.« So lernt dein Geist, auf ein aktiviertes Nervensystem anders zu reagieren. Und du hast mehr Kontrolle darüber, wie du zukünftig mit Stressoren umgehst.

	SICHERHEITS-SIGNALE *(die mir sagen, dass ich geborgen bin)*	**WIE ICH IN DER SITUATION BEI MIR BLEIBEN KANN** *(Selbstregulation)*	**WIE ICH IN DER SITUATION MIT ANDEREN BLEIBEN KANN** *(Co-Regulation)*
PARASYMPATHISCHE REAKTION ***Ich fühle mich sicher und verbunden.***	Ich fühle mich durch Berührungen geborgen.	Ich umarme mich selbst oder kuschle mit meinem Haustier.	Ich umarme einen Freund.

	TRIGGER (Zeitbezogen, umweltbezogen, innere, sinnesbezogene, Beziehungstrigger)	WIE ICH ÜBLICHERWEISE VERSUCHE, DAS GEFÜHL DER SICHERHEIT WIEDERHERZUSTELLEN	WIE ICH MICH SELBST REGULIERE	WIE ICH MICH MITHILFE ANDERER REGULIERE (Co-Regulation)
SYMPATHETISCHER KAMPF-FLUCHT-REFLEX *Ich fühle mich unsicher und versuche, zu fliehen oder zu kämpfen.*	Eine Kollegin kritisiert meine Arbeit.	Ich reagiere mit einem bissigen Kommentar.	Ich praktiziere fünfmal die tiefe Bauchatmung.	Ich bitte einen anderen Kollegen um Unterstützung
PARASYMPATHETISCHER TOTSTELL-REFLEX *Ich fühle mich unsicher und kopple mich ab.*	Eine Kollegin kritisiert meine Arbeit.	Ich ziehe mich zurück und kopple mich von allem Geschehen ab.	Ich gehe kurz auf die Toilette.	Ich bitte meine Partnerin oder meinen Freund, mit mir zu fetziger Musik zu tanzen.
BAMBI-REFLEX (MISCHUNG AUS SYMPATHIKUS- UND PARASYMPATHIKUS-REAKTION) *Ich fühle mich unsicher und gehe der Bedrohung aus dem Weg.*	Eine Kollegin kritisiert meine Arbeit.	Ich entschuldige mich wortreich für den Fehler und bitte darum, meinen Job behalten zu dürfen.	Ich klinke mich aus dem Geschehen aus und schreibe auf der Toilette kurz in mein Notizbuch, was passiert ist.	Ich texte einer Freundin und frage, ob sie fünf Minuten Zeit für mich hat.

SCHLIESSE FREUNDSCHAFT MIT DEINEM Vagusnerv

Dein Vagusnerv spielt eine entscheidende Rolle beim Entwickeln von emotionaler Resilienz, weil er dir hilft, nach einer Stressreaktion ins Gleichgewicht zurückzukehren.

Um deine Stresstoleranz zu erhöhen, kannst du deinen Vagusnerv wie folgt stimulieren:

- Atme langsamer (sechs Atemzüge pro Minute) und tief aus dem Bauch aus.
- Atme länger aus, als du einatmest.
- Gurgle laut mit Wasser oder singe laut.
- Lache. (Ja, genau!)

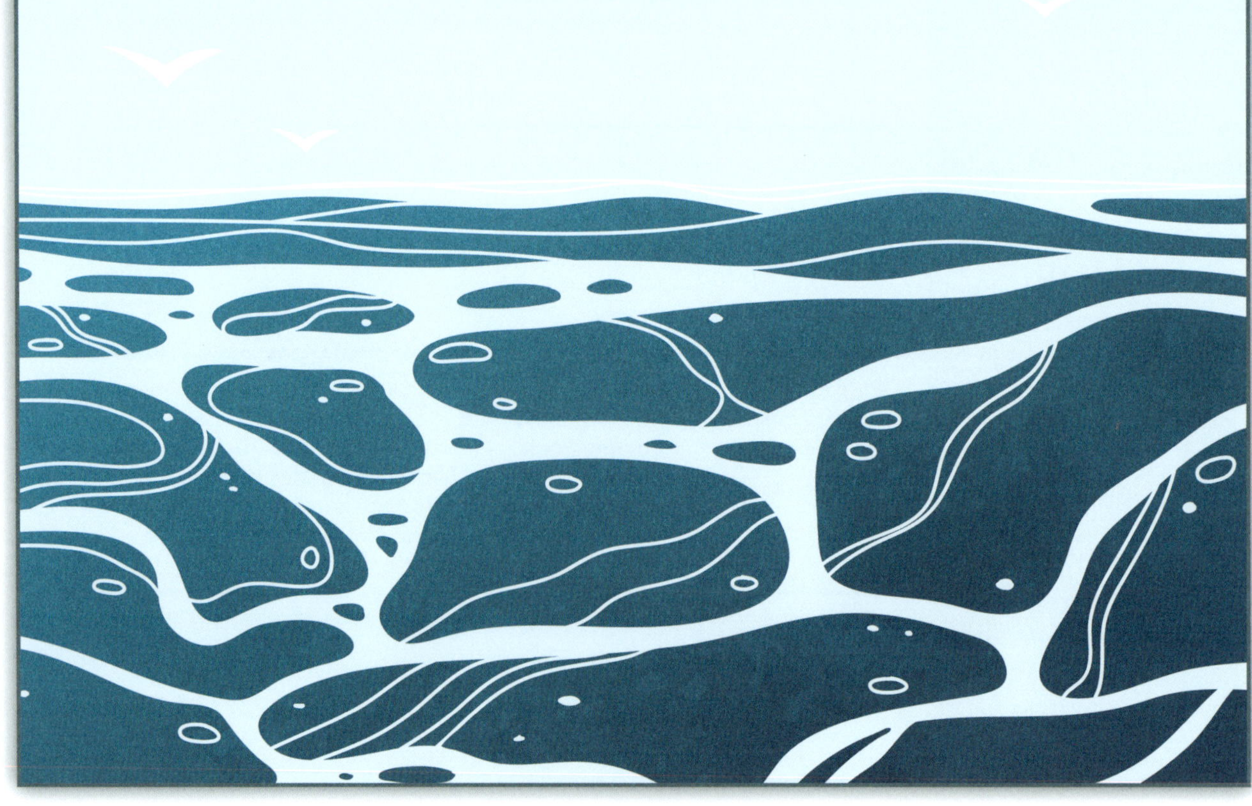

Kältetherapie

WAS DU BRAUCHST: eine große Schüssel, Wasser und Eis

WIE ES GEHT: Fülle die Schüssel zu gleichen Teilen mit Eis und Wasser. Dann lege für zehn Sekunden die Hände hinein. Im nächsten Schritt machst du es für dreißig Sekunden. Das sendet die Botschaft von Ruhe und Entspannung in deinen Körper. Mache diese Übung eine Woche lang täglich. Achte darauf, wie anders dein Körper nun auf Kälte reagiert.

Sanftes Dehnen

WAS DU BRAUCHST: eine Matte oder Decke

WIE ES GEHT: Setz dich hin und streck die Beine aus. Hebe die Arme über den Kopf und versuche, deine Zehen zu berühren. Beuge dich so weit vor, wie du kannst, ohne Schmerzen oder Angst zu empfinden. Diese Dehnübung ist nicht bequem, aber gewöhnlich kommt man gut damit zurecht. Atme ruhig weiter für dreißig bis sechzig Sekunden. Praktiziere dies täglich und spüre nach, wie dein Körper nun anders auf Stress reagiert.

Etwas mit einem anderen Menschen teilen

WAS DU BRAUCHST: einen Freund oder eine Partnerin, dem/der du voll vertraust

WIE ES GEHT: Bitte jemanden, dem du vertraust, dir zuzuhören. Dann erzählst du, worüber du nachdenkst, was du fühlst oder dir erträumst. Das mag sich zuerst unangenehm anfühlen (vor allem, wenn du als Kind weder gesehen noch gehört wurdest). Vielleicht merkst du, wie deine Stimme erstirbt oder du nervös wirst. Das ist ganz in Ordnung! Erzähle einfach weiter. Dann atmest du ein paarmal tief durch und achtest darauf, wie du dich fühlst.

TAGEBUCH DEINES KÜNFTIGEN SELBST

Um Entscheidungen treffen zu können, die mit deinem authentischen Selbst im Einklang stehen, musst du Raum schaffen zwischen deinem wahren Ich und deinen gewohnheitsmäßigen Reaktionsmustern, die du so lange eingeübt hast. Wähle ein Thema aus Teil III (Ego, Schatten, inneres Kind), das mit den Mustern zu tun hat, die du ändern möchtest. Und dann fang an, eine neue Gewohnheit zu entwickeln, die besser zu deinen emotionalen Bedürfnissen passt.

Vervollständige dazu in deinem Tagebuch die nachstehenden Sätze. Und zwar täglich, damit die neue Gewohnheit sich einschleift. Vergiss nicht, dass es bei uns allen unterschiedlich lange dauert, damit aus einer Absicht eine neue Gewohnheit wird.

HEUTE BIN ICH ruhig und in der Präsenz des gegenwärtigen Augenblicks fest verankert.

ICH BIN DANKBAR FÜR eine neue Gelegenheit, mich in Ruhe und Geerdetsein zu üben.

EINE VERÄNDERUNG AUF DIESEM GEBIET ERLAUBT MIR, mehr Herrin/Herr meiner täglichen Entscheidungen und Reaktionen zu sein.

HEUTE ÜBE ICH, INDEM ICH eine Pause mache und meine Aufmerksamkeit auf den Atem richte. So schaffe ich Raum zwischen mir und meinen Emotionen für neue, bewusste Entscheidungen.

HEUTE BIN ICH ______________________________

ICH BIN DANKBAR FÜR ______________________________

EINE VERÄNDERUNG AUF DIESEM GEBIET ERLAUBT MIR, ______________________________

HEUTE ÜBE ICH, INDEM ICH ______________________________

Herzlichen Glückwunsch zu deinen Fortschritten! Es erfordert Mut, sich für so viele Aspekte seiner selbst zu öffnen. Nun, da du dieses Werk getan hast, bist du bereit: Du wirst deinem authentischen Selbst begegnen.

NACHDEM DU DIE ÜBUNGEN IN TEIL III GEMACHT HAST, BIST DU IN DER LAGE

deine Grundüberzeugungen zu verstehen und zu ändern,

dein inneres Kind als weiser Elternteil zu unterstützen,

die Zyklen emotionaler Sucht zu durchbrechen,

dich auf den Weg zu machen, um dein Nervensystem neu zu vernetzen.

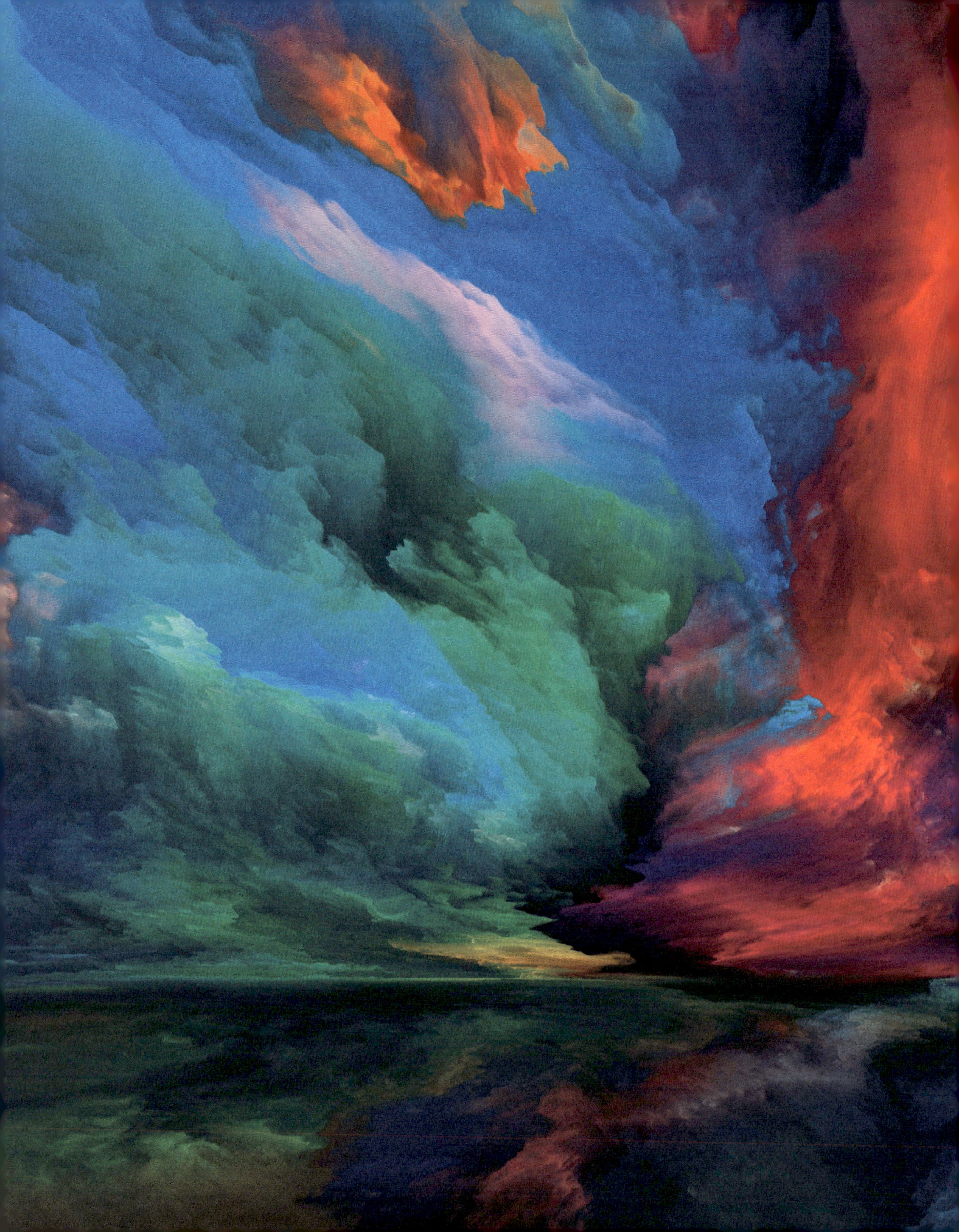

TEIL IV

ERKUNDE DEIN AUTHENTISCHES SELBST

WER DU WIRKLICH BIST

IN TEIL IV WIRST DU LERNEN:

Was und wer dein authentisches Selbst ist

Warum es wichtig ist, deine Werte zu kennen

Wie Grenzen deine Beziehungen und unser aller Leben verbessern

Warum Selbstmitgefühl die Grundlage einer gesunden Beziehung zu dir ist

Jeder Mensch ist von Geburt an mit seinem authentischen Selbst verbunden, jenem Teil von uns, den wir Seele nennen, Geist, Bewusstsein oder auch Essenz. Unser authentisches Selbst ist weise, aufgeschlossen, mitfühlend und liebevoll. Diese Verbindung zu unserem authentischen Selbst wurde uns mit in die Wiege gelegt, doch mitunter geht sie uns im Laufe der Jahre verloren, aus Gründen, die wir gemeinsam erkundet haben. Viele Menschen durchlaufen Konditionierungsprozesse in Gestalt von Belohnung (bzw. *Akzeptanz)* oder Strafe (bzw. *Ablehnung)* seitens ihrer Bezugspersonen.

Wenn wir ständig zu hören bekommen: »Du machst mir das Leben schwer« oder: »Ich wünschte, du wärst mehr wie deine Schwester«, so glauben wir allmählich, dass mit uns etwas nicht stimmt. Wir passen uns an und werden zu einer Version unserer selbst, von der wir glauben, dass sie von den Menschen, die für unser Überleben wichtig sind, mehr geliebt und akzeptiert wird. Statt auf die intuitive Stimme unseres authentischen Selbst zu hören, was »richtig« für uns ist, streben wir nach Bestätigung von außen. Das ist zwar ganz normal, aber wenn darunter unsere Bedürfnisse und Wünsche, ja unsere Wahrheit leiden, dann verlieren wir die Verbindung zu uns selbst und der Welt um uns herum.

Ich habe viele Jahre in diesem Zustand verlebt. Erwacht bin ich Anfang dreißig - total ausgebrannt, verwirrt und ratlos, warum ich nicht einfach glücklich sein konnte. Ich fragte mich, wessen Leben ich da eigentlich führte. »So kann das Leben doch nicht gemeint gewesen sein«, sagte ich mir. Und das war es tatsächlich nicht. Die Reise zu meinem authentischen Selbst ist keineswegs abgeschlossen. Ich lerne immer noch, wer ich *wirklich bin.* Das ist echt aufregend, und viele von euch sind ganz erpicht darauf, ihrem authentischen Selbst zu begegnen. Natürlich würdest du am liebsten sofort mit Haut und Haaren in diese Erfahrung eintauchen, aber es ist wichtig zu verstehen, dass die Enthüllung des authentischen Selbst eine Reise ist, die Zeit braucht. Stell dir vor, wie du langsam, Schicht um Schicht, eine Zwiebel schälst. Unsere Konditionierungen (unsere *übernommenen Gedanken, Überzeugungen* und *Verhaltensweisen)* tragen wir wie solche Häute mit uns. Daher lässt sich dieser Prozess auch nicht abkürzen. Abgesehen davon wäre das auch gar nicht wünschenswert. Die einzelnen Schichten offenzulegen ist nämlich eine der lohnendsten Aufgaben überhaupt im Leben. Manche glauben sogar, dass dies unsere eigentliche Bestimmung ist: herauszufinden, *wer wir wirklich sind.* Damit unser Leben der wunderschöne Ausdruck unserer inneren Wahrheit werden kann.

WIE SICH DEIN AUTHENTISCHES SELBST »ANFÜHLT«

Schließe die Augen und denke an eine Zeit, in der du das letzte Mal ganz und gar in eine Tätigkeit versunken warst. Vielleicht war das ein spannendes Gespräch mit einer Freundin, beim Malen oder während du etwas getan hast, was du immer schon tun wolltest. Vielleicht hast du auch einfach nur den Tag genossen. Man nennt diesen Zustand *Flow*, eine Erfahrung, die wir nur machen können, wenn wir unser authentisches Selbst sind. Im Flow vergessen wir die Zeit. (Wir *verlieren* uns in unserem Tun.) Unser Geist ist vollständig präsent, entspannt und im Jetzt verankert. Unser zwanghaftes Grübeln über Vergangenheit oder Zukunft und über das, was wir tun sollten, lenkt uns nicht ab. Wir sind einfach nur wir selbst und versuchen nicht, bestimmte Erfahrungen zu erzwingen oder zu kontrollieren.

In diesem Zustand des *totalen Seins* sind wir offen und erfahren die Wirklichkeit so, wie sie ist. Die Wahrheit ist: Trotz unserer wissenschaftlichen Fortschritte und der Informationen, die uns heute zur Verfügung stehen, gibt es immer noch viele Gegebenheiten und Mysterien im menschlichen Körper, im Gehirn und im Erleben, die wir nicht verstehen (und vielleicht auch nie verstehen werden).

Diese mystischen oder spirituellen Erfahrungen, die wir nicht in Worte fassen können, lösen in uns ein Gefühl der *Ehrfurcht* aus. Dies ist ein Zustand, den das authentische Selbst erlebt. Er kann nicht willentlich herbeigeführt, vermessen oder berechnet werden. Vermutlich kennst du dieses Gefühl, zum Beispiel, wenn du einen fantastischen Sonnenuntergang betrachtest oder etwas siehst, wovor du nur staunend stehen bleiben kannst. Die Erfahrung der Ehrfurcht erlaubt uns, uns mit dem universellen Bewusstsein der Natur zu verbinden. Leider halten unsere Ängste, Überzeugungen und Konditionierungen uns meist davon ab, diese Aspekte des Lebens zu genießen. Stattdessen verlieren wir uns in unseren Gedanken, Gefühlen und Emotionen. Unser authentisches Selbst aber ist mit allem und jedem verbunden. Es ist voller Achtung für *alle* Aspekte des Lebens, für alles, was wir erfahren haben und für die größere Ordnung, in die wir eingebunden sind.

Nun, da du weißt, wie sich das authentische Selbst anfühlt, kannst du beginnen, dich damit zu verbinden.

LERNE DEIN AUTHENTISCHES SELBST KENNEN

Entdecke, wer du bist: Sitzen, Stille und Einsamkeit

Dein authentisches Selbst ist dein einzigartiger energetischer Fingerabdruck, die Signatur, die deine ganze Lebenserfahrung schafft und prägt. Vereinfacht gesagt ist es deine natürliche Seinsweise, in der deine Intuition dich leitet. Vielleicht erinnerst du dich ja an Momente, in denen du mit deinem authentischen Selbst verbunden warst: Momente vollkommenen Friedens, als du dich akzeptiert gefühlt hast, Teil von etwas, das größer ist als du selbst.

Die *Stimme* der Intuition ist oft gar keine Stimme. Häufig äußert sie sich auch als körperliche Empfindung. Manche erleben sie als Sog aus der tiefsten Schicht des Geistes, als Augenblick inneren Wissens, als Bauchgefühl, als sanftes Flüstern im Herzen. Viele von uns erkennen diese Signale nicht, weil das Denken ihr ganzes Bewusstsein einnimmt, sodass sie die Botschaften des Körpers überhören. Um dein Selbst zu vernehmen, musst du dir Zeit und Raum zum Zuhören geben.

Unsere Intuition ist zwar zu jeder Zeit aktiv, doch es ist hilfreich, all die Ablenkungen durch die Außenwelt abzustellen, um ihrer Stimme zu lauschen. Von Traumata und dem Fehlen einer grundlegenden Sicherheit im Körper (was wir in Teil I und II behandelt haben) einmal abgesehen, haben manche Menschen durch ihre Konditionierung verlernt, in der Stille Zeit mit sich selbst zu verbringen und so ihre eigene Intuition zu hören.

Die folgenden Fragen helfen dir, solche Konditionierungen und Muster aufzudecken und sie zu verändern.

Wie oft und unter welchen Umständen (oder wann) macht es dir Angst, dich still zu entspannen? Was fürchtest du dabei genau?

____

____

Wie oft und unter welchen Umständen (oder wann) hast du Angst, die Kontrolle zu verlieren? Wovor genau fürchtest du dich?

____

____

Wie oft und unter welchen Umständen (oder wann) macht es dir Angst, hinter deinem Schutzwall hervorzukommen? Was sorgt dich da?

Wie oft gab es dort, wo du aufgewachsen bist, Zeit für Stille, Ruhe oder einfach nur freie Zeit? Wie wurde diese Zeit zugebracht? Wie fühlte sich das an?

Wie sollte man nach Meinung deiner Bezugspersonen oder anderer Menschen (Freundinnen, Klassenkameraden, Lehrerinnen) diese Momente der Stille und Ruhe nutzen? Galt das Verweilen in diesen Augenblicken als »Faulheit«? Musstest du dich je rechtfertigen, wenn du deine Zeit nicht mit Aktivitäten gefüllt hast?

Wohin wandert deine Aufmerksamkeit, wenn du einen Augenblick der Stille oder Ruhe für dich hast? Kannst du dabei vollkommen präsent bleiben? Oder denkst du über Vergangenes nach beziehungsweise machst dir Sorgen über die Zukunft?

Was bedeutet *Freizeit* für dich heute?

Wie verbringst du deine Freizeit?

Wie oft und unter welchen Umständen (oder wann) machst du dir Gedanken darüber, wie du deine freie Zeit verbringst?

KANNST DU NICHT still sitzen?

Stille und Ruhe fühlen sich schnell unbehaglich an. Für viele ist Stille dasselbe wie Sitzen auf einem Nagelbrett. Um dich in *Stille* in deinem Körper *sicher* zu fühlen, müssen sowohl der dorsale Ast des Vagusnervs (der dich still sitzen und sämtliche Aktivitäten, sogar das Denken, einstellen lässt) als auch der ventrale Ast (stellt das Gefühl der Verbundenheit mit allem und damit der Sicherheit her) aktiviert werden. Diese beiden Äste, die du auf den Seiten 68–70 kennengelernt hast, arbeiten zusammen, um Augenblicke der Nähe und jedwedes Stille erforderndes Sozialverhalten zu fördern.

Wenn du es schwierig findest, in Stille zu sitzen, ist vermutlich dein Nervensystem dysreguliert, weshalb dein Körper sich bei diesen Erfahrungen nicht sicher fühlt. Praktiziere weiterhin die Übungen zur Selbstregulierung des Nervensystems auf Seite 75–78 und Seite 170–176, um deine Stresstoleranz zu erhöhen.

ERFORSCHE DEINE BEZIEHUNG ZUR STILLE

Nun sehen wir uns deine Beziehung zur Stille genauer an. Vergiss nicht: Die Fähigkeit, still zu werden, ermöglicht dir den Kontakt zu deinem authentischen Selbst. Daher solltest du dich in den nächsten Tagen mit folgenden Fragen auseinandersetzen:

Wie bringst du die Zeit zu, in der du allein bist (oder freie Zeit hast)?

____

____

Ist dir schon mal aufgefallen, dass du Stille vermeidest? Oder dass du Ablenkung brauchst, ein gewisses Hintergrundrauschen?

____

____

Worauf richtet sich deine Aufmerksamkeit, wenn du allein oder in Stille bist? Verlierst du dich in deinen Gedanken? Oder kannst du voll präsent mit deinem Selbst sein?

____

____

Wie fühlt sich dein Körper an, wenn du allein oder in Stille bist? Welche Empfindungen spürst du?

____

____

STILLE PRÄSENZ – eine Challenge

Du bist nicht allein, wenn du jetzt vielleicht feststellst, dass du nur selten Zeit mit dir selbst in Stille verbringst. Versuche doch mal, mehr solcher Momente in den Tag einzubauen. Sogar wenn du den Abwasch machst oder die Wäsche, kannst du einfach innerlich still bei dir selbst sein. Falls du merkst, dass sich in deinem Kopf die Gedanken jagen, entscheide dich ganz bewusst dafür, deine Aufmerksamkeit auf die Tätigkeit zu richten, die du gerade ausführst. Gebrauche die Fähigkeiten, die du bei der Bewusstseinsbildung (Übungen auf den Seiten 32–43) aufgebaut hast, um ganz präsent zu werden.

Finde deinen Herzraum

Zu lernen, wie du regelmäßig deine Aufmerksamkeit vom Denken abziehst, um sie auf den Körper zu richten, hilft dir, die Stimme deines authentischen Selbst zu finden, deine Intuition, die im Raum deines Herzens wohnt. Dein Herz ist das machtvollste Organ in deinem Körper. Und es sendet unablässig energetische Signale an deine Mitmenschen und deine Umgebung.

Dein Herz steht auch in ständiger Verbindung mit deinem Gehirn, wobei sich die Organe permanent gegenseitig beeinflussen. Die Kohärenz zwischen Herz und Gehirn wird mittlerweile intensiv erforscht. Man studiert die Abstimmung zwischen Herzrhythmus und Gehirnaktivitäten. Diese Herzkohärenz (oder Inkohärenz) übt einen starken Einfluss auf unsere geistige und emotionale Gesundheit aus, auf unsere Aufmerksamkeit, unsere emotionale Stabilität und unsere Resilienz. Und natürlich auch auf unser körperliches Wohlbefinden. Sie regelt die Herzfrequenz ebenso wie das Immunsystem, die Schlafqualität und unsere Energie.

Wenn Herz und Hirn kohärent arbeiten, hast du einen guten Draht sowohl zu deinem inneren Wissen wie zur Umwelt. Da dein Herz dir klare Signale sendet wie Angst und Enge oder Sicherheit und Weite, ist es sinnvoll, dieses Herzbewusstsein durch die folgenden Übungen zu wecken.

Übungen zum Herzbewusstsein

Herzbewusstes Atmen

Wenn du deine Ausatmung verlängerst, gibst du dem Körper eine parasympathische Auszeit, verlangsamst deinen Herzschlag und schenkst deinem Körper die Sicherheit, sich mit dem Herzraum verbinden zu können.

Herzbewusstes emotionales Loslassen

Übe dich immer wieder darin, alle aufgestauten Emotionen wie Angst, Trauer und Wut aufzuspüren und loszulassen. (Siehe dazu die Übungen zur emotionalen Resilienz in Teil III.)

Nimm dir jeden Tag kurz Zeit, um Gefühle wie Liebe und Mitgefühl zu kultivieren. Ruf dir einen Menschen, ein Objekt oder einen Ort ins Gedächtnis, die du liebst. Dann lass diese warmen Empfindungen deinen Körper durchströmen. Dieser kurze Moment der Verkörperung hilft dir, dein Nervensystem ins Gleichgewicht zu bringen. So wird dein Herzschlag harmonisch, regelmäßig und kohärent.

Herzbewusste Visualisierung

Die obige Übung lässt sich noch ausbauen. So gibst du deinem Körper die Gelegenheit, mehr Zeit im heilenden Zustand der Herzkohärenz zu verbringen. Suche dir dafür einen ruhigen Ort, an dem du dich bewusst mit deinem Herzen verbinden kannst.

Richte deine Aufmerksamkeit auf den Atem. Atme zwei- oder dreimal tief ein und aus, wobei du die Ausatmung immer länger werden lässt. Gehe mit der Aufmerksamkeit mit.

Nun richte dein Augenmerk auf die Herzregion. Stell dir vor, wie dein Atem ins Herz fließt und es wieder verlässt. Atme langsamer und tiefer als normal.

Erwecke dann in deiner Brust ein Gefühl der Wertschätzung, der Dankbarkeit oder Liebe für etwas oder jemanden in deinem Leben (zum Beispiel für dein Haustier, deine Mutter oder dein bequemes Bett). Achtung: Wenn sich das im Moment nicht gut anfühlt, dann ist das in Ordnung. Stell dir nur weiter vor, wie der lebensspendende Atem in deine Brust ein- und wieder ausfließt. Widme der Übung so viel Zeit, wie du möchtest, und übe so oft es dir möglich ist.

MACH DIR DIE WEISHEIT DEINER Herz-Gehirn-Achse zunutze

Dein Herz empfängt ständig elektromagnetische Signale aus der Umwelt und sendet auch welche aus. Erstaunlicherweise kann dein Herz auch Signale aus großer Entfernung oder aus der Zukunft empfangen. Ja, du liest ganz richtig. Dein Herz erhält Botschaften aus der Zukunft! Mehrere vom HeartMath Institute (das führend in der Erforschung der Verbindung zwischen Herz und Hirn ist) durchgeführte Experimente belegen dies. Man misst dabei physiologische Marker wie Herzfrequenz, Blutdruck etc. Diese zeigen, dass das autonome Nervensystem der Probanden *im Voraus* reagiert, wenn man ihnen zufällig ausgewählte Bilder zeigt, die entweder einen negativen oder einen beruhigenden Reiz darstellen. Sowohl das Herz als auch das Gehirn der Versuchspersonen scheinen Informationen über die emotionale »Ladung« der Bilder zu empfangen, *bevor* (im Durchschnitt 4,8 Sekunden früher) der Computer das Bild nach dem Zufallsprinzip auswählt. Es sieht so aus, als reagierten beide Organe auf ein *künftiges Ereignis*. Dieses erstaunliche Resultat ist als überzeugender Beleg dafür zu werten, dass das Herz energetisch durch Quantenwirkung mit dem Universum verbunden ist.

Also übe dich darin, die Verbindung zu deinem Herzen wiederherzustellen, diesem machtvollen Empfänger von Informationen und der Quelle deiner Intuition.

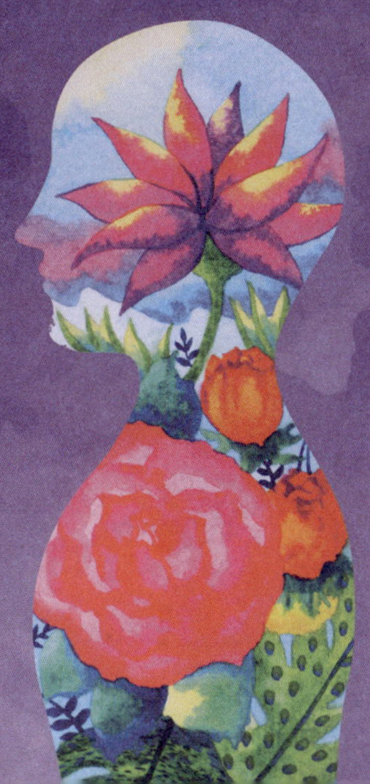

Sei wer du bist: dein Selbstausdruck

Es gibt keinen zweiten Menschen, der so ist wie du. Deine Erscheinung, deine Bewegungen, deine Eigenheiten, dein Handeln, deine Gedanken, deine Entscheidungen – sie alle sind Ausdruck deiner Seele. Und gleichzeitig allesamt Gelegenheiten, um dein authentisches Selbst auszudrücken.

Diese Aspekte des Selbstausdrucks haben zwei Ebenen:

Wie du in deinem Körper lebst

- deine Frisur, deine Kopfbedeckung
- dein ungeschminktes oder geschminktes Gesicht (Kosmetika, Farben, Flitter, Schmuck etc.)
- deine Tattoos, Piercings oder Körperkunstwerke
- deine Garderobe, die Sachen, die du trägst

Wie du dein Leben verkörperst

- Wie du deine Gedanken und Gefühle ausdrückst
  - dein künstlerischer Ausdruck, um Gedanken und Gefühle zu kommunizieren (Tagebuch, Kritzeleien, Fotografie, Dichtung, Malen, Zeichnen, Musik, Tanz etc.)
  - die sprachliche Ausgestaltung deiner Gedanken und Gefühle (welche Worte du verwendest, welchen Tonfall, welchen Rhythmus etc.)
- Wie du in deiner Welt lebst und schaffst
  - wie du kochst und deine Mahlzeiten zelebrierst
  - wie du deine Räume zu den deinen machst (wie du sie dekorierst, einrichtest, freien Raum lässt etc.)

Je mehr du über dein authentisches Selbst in Erfahrung bringst (was du ja auf unserer gesamten aufregenden Reise tust), desto eher kannst du Entscheidungen treffen und verkörpern, die dieses wunderbare und einzigartige Wesen feiern: dich.

SELBSTAUSDRUCK – EINE CHALLENGE

Fordere dich selbst heraus, um einen Ausdruck für die authentischste Form deines Selbst zu finden. Nimm dir für die folgenden Fragen einen Augenblick Zeit und halte deine Antworten schriftlich fest:

DEIN KÖRPER

Was wolltest du in puncto Aussehen immer schon mal tun?

DEIN VERKÖRPERTES LEBEN

Was wolltest du immer schon tun oder ausprobieren, um deine Gedanken und Gefühle auszudrücken? (Zum Beispiel Malen, Tanzen, Schreiben etc.)

Was wolltest du immer schon mal tun oder ausprobieren, was ausdrückt, wie du in deiner Welt lebst und schöpferisch tätig bist? (Zum Beispiel dein Zuhause umgestalten, ein neues Design dafür entwerfen etc.)

Sobald du für dein authentisches Selbst die passende Ausdrucksform gefunden hast, geht es darum, sie auch *praktisch umzusetzen*! Wie fühlt es sich an, wenn dein äußeres Auftreten sich ganz mit deinem inneren, authentischen Selbst deckt?

Entdecke, welche Gaben dein Flow bereithält

Der Zustand des Flow stellt sich ein, wenn Geist, Körper und Seele im Einklang sind und wir uns ganz auf das einlassen können, was wir im Moment tun. Wir stecken nicht in Grübelschleifen fest, analysieren nicht und versuchen auch nicht, unsere äußere oder innere Welt zu verändern. Nein, wir fühlen uns sicher genug, um uns ganz in die Gegenwart zu versenken und unser Sein im gegenwärtigen Augenblick zu leben.

Dein Flow ist einzig und allein der deine. Natürlich erleben auch andere Menschen einen Flowzustand, aber dieses Erleben entspringt immer direkt dem Selbstausdruck unserer Seele. Wir alle haben authentische Gaben, Seelengeschenke, die der natürliche Ausdruck dessen sind, wer *wir* sind. Manche von uns haben ein komödiantisches Talent und bringen andere zum Lachen, andere haben eine Engelsgeduld und können mit kleinen Kindern arbeiten. Wieder andere haben die Gabe, in anderen Sprachen zu kommunizieren oder Emotionen tänzerisch auszudrücken. Wir alle haben unendlich viele Begabungen, ob wir uns ihrer bewusst sind oder nicht. Folgende Übung wird dir helfen, deinen angeborenen Seelengaben Ausdruck zu verleihen. Also los!

- Suche dir einen ruhigen Ort, an dem du dich wohlfühlst und nicht abgelenkt wirst.
- Gehe dann der Reihe nach die untenstehenden Fragen durch.
- Denke darüber nach, bevor du antwortest.
- Halte deine Antworten/Entdeckungen hier unten fest. Oder schreibe Fragen und Antworten in dein Tagebuch, das du für diese Arbeit führst.
- Nachdem du dich diesem Werk gewidmet hast, kannst du in den nächsten Tagen (oder Wochen) weitere Flowzustände erforschen.

Was hast du als Kind gerne gemacht?

____

____

____

Worin warst du als Kind richtig gut?

____

____

____

Was tust du heute gerne? Was macht dir Freude?

Worin bist du deiner Ansicht nach richtig gut?

Was zu tun fühlt sich für dich leicht an?

Wann kannst du vollkommen in eine Tätigkeit eintauchen?

Welche Erfahrungen oder Aktivitäten geben dir dieses Gefühl?

Wann fühlst du dich am meisten mit der dich umgebenden Natur verbunden? Wenn du dabei aktiv bist, was tust du?

___

___

___

Wenn du einen Tag gänzlich ohne Verpflichtungen vor dir hättest, wie würdest du ihn verbringen? Welche Aktivitäten oder Erfahrungen würdest du genießen wollen?

___

___

___

Denke an eine Zeit zurück, in der du wirklich glücklich und erfüllt warst. Beschreibe, wie du dich da gefühlt hast. Was hast du getan? Mit wem warst du zusammen? Wie sah deine Umgebung aus?

___

___

___

Wenn du weißt, was dich in den Flow versetzt, kannst du dir deines authentischen Selbst gewahr werden. Dann spürst du, wie es sich anfühlt, ganz du selbst zu sein. Wenn du deinen Flow erkundest, kannst du dich bewusst dafür entscheiden, mehr Zeit auf die Dinge zu verwenden, die dich eins mit dem Augenblick und der Welt um dich herum werden lassen.

Wie du deine Stärken und Talente erkennst und würdigst

Ist dir je aufgefallen, dass Kinder gut darin sind, sich selbst zu würdigen – wenn Erwachsene sich nicht einmischen? Das passiert ganz spontan. Sie sagen Dinge wie: »Ich hab's geschafft. Ich habe meine Schuhe selbst gebunden!« Oder: »Ich bin so gut in …« Selbst wenn es etwas ist, das sie gerade erst so halbwegs können. Sie sind sich ihrer Bemühungen, Erfolge, Stärken und Triumphe unmittelbar bewusst.

Als Erwachsene feiern wir uns nicht mehr auf diese Weise. Die meisten nehmen sich nicht mal mehr selbst (oder ihre Leistungen) wahr, von Anerkennung ganz zu schweigen. Wir halten nur selten inne und nehmen uns Zeit, unsere – großen und kleinen - Leistungen zu würdigen.

Wenn du dir deine Erfolge bewusst machst und dich selbst feierst, dann programmierst du dein Gehirn um, sodass es auch künftig Belege für deine Stärken und Begabungen findet. Mittlerweile weißt du ja, dass dein Gehirn die Fähigkeit hat, sich ein Leben lang neu zu organisieren, indem es neue neuronale Pfade legt, die immer bestimmender werden, je öfter du sie benutzt. Je häufiger dieser Pfad beschritten wird, desto mehr prägt er, welche Fähigkeiten du dir zuschreibst oder nicht. Daher ist es so wichtig (und notwendig), dass du auf dem Weg zur Heilung deine Stärken erkennst und würdigst.

Schließlich sind es die täglichen Gedanken, Emotionen und Verhaltensweisen, die den Menschen hervorbringen, der wir heute sind. Und was du heute bist, ist – ungeachtet aller Umstände – nichts weniger als ein wunderbares, ganzes, vollkommenes und göttliches Wesen. Du bist weit gegangen, um diesen Punkt zu erreichen. Du bist *hier*. Und das an sich ist schon Grund zum Feiern.

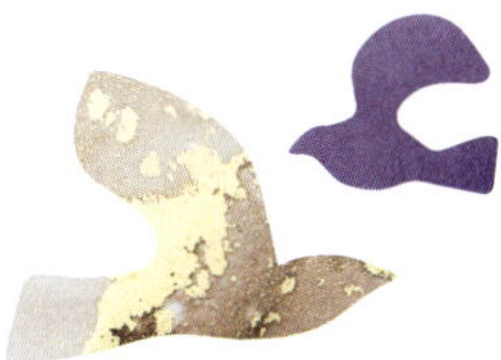

Feiere dich und deine Erfolge

Nimm dir also ein paar Minuten Zeit, um dich in Selbsterkenntnis zu üben und zu ehren, wer du bist und wie weit du gekommen bist.

- Suche dir einen ruhigen Ort, an dem du dich wohlfühlst und möglichst nicht abgelenkt wirst.
- Nimm dir Zeit, den folgenden Fragen nachzugehen. Schreibe deine Antworten in dein Notizbuch, damit du sie später noch mal durchsehen und vervollständigen kannst. Schreibe alle kleinen Erfolge auf, die du jeden Tag erlebst, zum Beispiel, wenn du dich um dich selbst kümmerst (sogar Zähneputzen und ein Glas Wasser trinken zählt!) oder du einem anderen Menschen Zeit und Liebe schenkst. Nichts ist zu groß oder zu klein, um hier aufgeführt zu werden. Feiere all deine Erfolge!
- Führe diese Übung weiter fort. Gehe immer wieder deine Antworten durch und vervollständige sie in den nächsten Tagen oder Wochen. Mach eine fortlaufende Liste deiner Triumphe, Erfolge und Gewinne. So als würdest du eine Einkaufsliste führen.
- Schließe Freundschaft mit dir selbst. Juble dir zu! Für alles, was du tust und bist.

Bevor du nun loslegst, rufe dir eines ins Gedächtnis: Allein, dass du so weit gekommen bist, ist schon ein Wunder. Du hast so viel dafür getan, um den Punkt zu erreichen, an dem du heute bist. Nun geht es darum, dich selbst wertzuschätzen. Also los!

Auf was an dir bist du am meisten stolz?

Was sind deine Stärken? Führe wenigstens drei auf. (Keine ist zu groß oder zu klein.)

Welche Rolle spielst du in deinem Leben? Was macht dich in dieser Rolle so wertvoll? (Rollenbeispiele: Vater, Tochter, Freundin, Partner, Nachbarin, Klassenkamerad usw. Beispiele für das, was dich wertvoll macht: eine gute Zuhörerin sein, Probleme lösen zu können, fürsorglich sein usw.)

Auf welche Entscheidungen oder Leistungen bist du am meisten stolz? Egal, ob heutige oder frühere!

Welche Kämpfe hast du ausgefochten? Das können ebenso gut aktuelle sein wie solche aus der Vergangenheit.

Drei Dinge, die du in diesem Jahr geleistet/vollendet/geschafft hast?

____

____

____

Drei Dinge, in denen du gut bist?

____

____

____

Wie oft verbringst du deine Zeit mit Dingen, in denen du gut bist?

____

____

____

Wie kannst du aktuell mehr von den Dingen, in denen du gut bist, in deinen Tag einbauen?

____

____

BEHALT ES IM

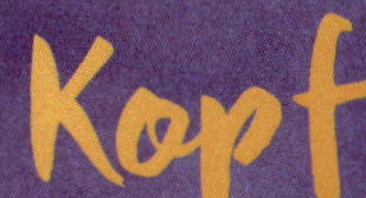

Durch das bewusste Wiederholen neuer Gedanken schaffen wir neue neuronale Pfade. Also hat es durchaus einen Sinn, uns dafür zu feiern, dass wir aus dem Bett gekommen sind! Wenn wir solche Momente nicht würdigen, verpassen wir unendlich viele Gelegenheiten, die alten Gedanken, Überzeugungen und Muster in unserem Gehirn, die uns in Trägheit feststecken lassen, mit neuen Inhalten zu überschreiben.

IM EINKLANG MIT DEINEN WERTEN UND DEINEM LEBENSSINN

Unsere Werte und unser Lebenssinn sind jene Überzeugungen, die uns am wichtigsten sind. Sie bilden die Grundlage unserer Entscheidungen und unserer Handlungen. Beides bestimmt, wie wir in der Welt unterwegs sind. Wenn wir unsere Grundwerte kennen, können wir unser Leben an dem ausrichten, was uns im Innersten ausmacht – die authentischste Version unserer selbst. Die, die wir hier erforschen und werden wollen.

Je mehr du dich selbst entdeckst – was du während unserer gemeinsamen Reise ja tust –, desto eher wirst du deine Grundwerte erkennen, die mit deinem Lebenssinn in Einklang stehen. Wie also sehen sie aus? In der folgenden Tabelle sind Werte aufgeführt, die dich möglicherweise ansprechen. Überlege dir beim Durchlesen auch, was hier noch stehen sollte.

TABELLE DER GRUNDWERTE

Offenheit	Herausforderung	Einfühlungsvermögen	Innere Harmonie
Leistung	Engagement	Gleichmut	Innovation
Anpassungsfähigkeit	Gemeinschaft	Fairness	Integrität
Abenteuer	Mitgefühl	Glaube	Gerechtigkeit
Altruismus	Kompetenz	Freundschaft	Güte
Wertschätzung	Mithilfe	Spaß	Vermächtnis
Aufmerksamkeit	Mut	Großzügigkeit	Loyalität
Authentizität	Kreativität	Wachstum	Selbstständigkeit
Unabhängigkeit	Neugier	Glück	Spiritualität
Gleichgewicht	Verlässlichkeit	Demut	Stärke
Schönheit	Entschlossenheit	Humor	Vertrauenswürdigkeit
Tapferkeit	Diversität	Inklusion	Weisheit

Erforsche deine Werte und deinen Lebenssinn

In der folgenden Übung geht es um die Frage: Welche Rolle spielen meine Werte und die Sinnfrage für mein Leben? Achte bei der Beantwortung der Fragen immer darauf, was dir als Erstes in den Sinn kommt. Wenn du dir mal nicht sicher bist, ist das auch in Ordnung! Horche auf das leiseste Flüstern deiner authentischen inneren Stimme – die, die du gerade Schritt für Schritt entdeckst (und die dich auf diesem Weg leitet).

- Suche dir einen ruhigen Ort, an dem du nicht gestört wirst.
- Sei neugierig, geduldig und mitfühlend mit dir selbst. Stell dich darauf ein, dass deine Antworten auf diese Fragen Raum brauchen.
- Schreibe alles auf. Entweder auf den Leerzeilen unten oder schreibe Frage und Antwort in dein Notizbuch ab. Vergiss nicht: Es gibt keine richtigen oder falschen Antworten - nur objektive Erkundungen, Reflexionen und radikale Ehrlichkeit. Nur so kommt unser wahrstes Selbst ans Licht!

Werte

Mit welchen zehn Werten identifizierst du dich am meisten? Welche zehn Werte repräsentieren am ehesten dein Selbstgefühl?

____

____

____

Was ist dir im Leben am wichtigsten?

____

____

____

Würde dich jemand bezahlen, um das zu tun, was dir am allerwichtigsten ist: Was wäre das?

____

____

____

Wen bewunderst du am meisten? Warum?

Wofür hättest du gerne Zeit? Warum?

Was tust du am liebsten? Warum?

In welcher Weise spiegelt dein aktuelles Tun deine Werte wider? Und wo ist dies nicht der Fall?

Welche deiner Werte werden am häufigsten in deinem Beruf/in deiner Arbeit sichtbar?

Welche Werte lebst du am häufigsten mit deiner Familie?

Welche Werte spiegeln sich in der Beziehung zu deinen Freunden und Freundinnen wider? Im Umgang mit Fremden?

____

____

____

GRUNDWERTE

Von den zehn Werten, die du bei der ersten Frage genannt hast: Welche fünf reflektieren am stärksten dein innerstes Selbst? Welche fünf Werte sind dir und einem künftigen Selbst am allerwichtigsten? Nun beantworte für jeden dieser Werte, die du ausgewählt hast, folgende Fragen:

- Warum ist dir das wichtig?
- Wie kannst du diesen Wert in dein Leben integrieren? Wie und wo machst du das bereits?

Schreibe deine Antworten auf die Zeilen unten.

WERT:

Warum ist dir das wichtig?

____

____

Wie lebst du diesen Wert und kannst ihn auch weiterhin leben?

____

____

____

WERT:

Warum ist dir das wichtig?

____

____

Wie lebst du diesen Wert und kannst ihn auch weiterhin leben?

WERT:

Warum ist dir das wichtig?

Wie lebst du diesen Wert und kannst ihn auch weiterhin leben?

WERT:

Warum ist dir das wichtig?

Wie lebst du diesen Wert und kannst ihn auch weiterhin leben?

WERT:

Warum ist dir das wichtig?

Wie lebst du diesen Wert und kannst ihn auch weiterhin leben?

LEBENSSINN

Was ist der Sinn deines Lebens? (Achtung: Du allein entscheidest das. Niemand sonst. Es gibt hier keine richtigen und falschen Antworten. Hör auf deine Intuition und gib ihr Raum für deine Antworten.)

Was ist deine Berufung? Was siehst du dich tun, wenn du dein volles Potenzial auslebst?

Wie möchtest du dein Leben leben? (Vergiss nicht: Es gibt keine richtigen und falschen Antworten. Schreibe auf, was immer dir einfällt.)

Was macht dich am glücklichsten?

Wann verspürst du innere Erfüllung?

Welche Momente sind in deinen Augen am sinnhaftesten?

Was trägt zu deinem allgemeinen Wohlbefinden bei?

Wie möchtest du gerne in Erinnerung bleiben?

Was möchtest du gerne schaffen?

WIE DU DEINE Werte und deinen Lebenssinn lebst

Deine Werte, deinen Lebenssinn, und deren Bedeutung zu entdecken ist nötig, um zu werden, *wer du werden willst* – und das ist nur der erste Schritt. Für eine wirkliche Veränderung müssen wir unsere Überlegungen, Entdeckungen und Einsichten rund um unser authentisches Selbst auch *in die Tat umsetzen*.

Wir müssen bereit sein, diese neue Erkenntnis unserer selbst in *neue Entscheidungen* zu übersetzen, die zu *neuem Handeln* führen.

Wir müssen bereit sein, uns selbst dabei mit Akzeptanz, Geduld, Ehrlichkeit, Liebe, Güte und Neugier zu begegnen. Das ist das eigentliche Werk – durch diese Arbeit an uns zur Verkörperung von Urteilslosigkeit und Selbst-Mitgefühl zu werden.

Affirmationen

FÜR DEIN AUTHENTISCHES SELBST

Meine Wirklichkeit hat ihre Berechtigung, auch wenn ein anderer Mensch sie nicht akzeptiert oder leugnet.

Was mir wichtig ist, ist jemand anderem vielleicht unwichtig. Das ist in Ordnung so.

Ich bin gütig, liebevoll, mitfühlend und weise.

Meine Intuition leitet mich auf allen Wegen.

Ich vertraue mir und meinem inneren Wissen.

Ich spreche mich los von dem Druck, nie einen Fehler machen zu dürfen.

Ich erlaube mir, mit jeder Erfahrung zu wachsen.

In mir liegen zahlreiche Gaben, die auf ihren Ausdruck warten.

Ich bin einzigartig, und das gefällt mir an mir.

Jeder Teil von mir ist schön. Ich liebe und akzeptiere, wer ich bin.

Meine Wahrheit zählt. Ich spreche sie sanft und mutig aus.

Was mich interessiert, verdient meine Zeit, Energie und Aufmerksamkeit.

Mein Lebenssinn ist es, mich jeden Tag weiter zu entfalten.

Ich gehe meinen eigenen Weg, in meiner Zeit.

Ich bin genau da, wo ich im gegenwärtigen Moment sein muss.

KREATIVITÄT UND SPIEL

Alle Menschen sind Kanäle für Schöpferkraft. Schöpferisch sein heißt, dass wir die Weisheit und Erfahrung unseres authentischen Selbst nutzen, um eine Idee hervorzubringen, die wir dann *lebendig werden lassen*. Dabei muss Kreativität nichts mit den gängigen Vorstellungen von schöpferischer Betätigung (Malen, Musizieren) zu tun haben. Wir alle besitzen die Fähigkeit, etwas zu erschaffen – etwas Neues und Wertvolles zu tun oder uns für Dinge zu engagieren, die uns etwas bedeuten. Dinge zu erfinden, die Musik hörbar machen, erfordert ebenso viel Kreativität, wie sie zu komponieren.

Unsere innere Schöpferkraft wachzuküssen hilft uns, Probleme auf neue Weise zu lösen, innovative Ideen umzusetzen, unsere Konzentration zu stärken, zu lernen und Stress zu reduzieren. (Insofern ist Kreativität fast so etwas wie Meditation.) Kreativität erlaubt uns, mit anderen zusammenzuarbeiten, ob wir das Internet für Recherchen nutzen oder um Kontakte zu ebenso neugierigen Gleichgesinnten zu knüpfen. Unsere Schöpferkraft lässt uns Lösungen für unsere Probleme finden.

Leider wurden viele von uns in Kindheit und Jugend auf eine Weise konditioniert, die den Ausdruck unserer Schöpferkraft, unserer wahren Gedanken, Gefühle, Leidenschaften und Talente verhindert hat. Wir durften nicht wir selbst sein. Man hat uns gedrängt, unsere schöpferische Seite zu ignorieren und uns »aufs Praktische« zu konzentrieren. Dies führt meist zu einer Form der Selbstzensur, die uns einzelne Aspekte unseres authentischen Selbst verdrängen lässt.

Mögliche Anzeichen, dass du dein authentisches Selbst zensierst:

- Du sagst nicht, was du auf dem Herzen hast oder was dir im Kopf umgeht. Du teilst deine Ideen nicht gerne mit anderen.
- Du gehst schwierigen Gesprächen mit Angehörigen oder Menschen aus deinem Freundeskreis aus dem Weg, weil du Angst vor deren Reaktion und vor eventuellen Konflikten hast.
- In einer hitzigen Diskussion ergreifst du nie das Wort, obwohl du anderer Meinung bist. Du hast Angst, angegriffen oder abgelehnt zu werden.
- Du äußerst dich nicht in den sozialen Medien aus Angst vor sozialer Ablehnung.
- In der Öffentlichkeit, und sei es nur, dass du mit anderen im Auto sitzt und alle singen, hältst du dich mit deinem kreativem Ausdruck zurück, weil du Angst hast, dich lächerlich zu machen.
- Du gibst anderen immer recht, weil du nicht sagen willst, was du wirklich denkst. Du entwickelst dich zur Jasagerin.

ZENSIERST DU DEIN AUTHENTISCHES SELBST?

Viele von uns wachsen in einem Umfeld auf, in dem sie offenen Selbstausdruck als gefährlich erleben. Dann fangen sie unbewusst an, sich selbst zu zensieren und bestimmte Anteile zu verbergen. Die folgende Übung zeigt dir, wo und wann du dich zensierst – der erste Schritt auf dem Weg zum authentischen Selbstausdruck.

Wie oft und unter welchen Umständen (oder wann) ignorierst du deine Gefühle/Emotionen, um andere zufriedenzustellen?

___

___

Gibt es Situationen, Erfahrungen oder Beziehungen, in denen du deine Wahrheit ständig verleugnest? Wenn ja, welche sind das? Welche Ängste halten dich hier vom Selbstausdruck ab?

___

___

Wie oft und unter welchen Umständen (oder wann) sprichst du nicht aus, was du denkst, weil du Angst hast, jemanden zu verletzen? Wenn dir dabei eine bestimmte Situation vorschwebt: Welche Erfahrungen und Gedanken haben dich dabei zurückgehalten?

___

___

Wie oft und unter welchen Umständen (oder wann) hast du aus Furcht vor der Meinung anderer nicht getan, was du gerne gemacht hättest? Was hast du nicht getan? Gehe dieser Frage in allen Einzelheiten nach.

___

___

Wie oft und unter welchen Umständen (oder wann) hast du dich verstellt, um von anderen akzeptiert und gemocht zu werden?

Warum glaubst du, dass du dein authentisches Selbst nicht ausdrückst? Wie erklärst du dir das selbst? (Denkst du beispielsweise: »Ich bin nicht gut genug. Meine Gedanken sind nicht wichtig. Die Leute werden mich angreifen, wenn ich das alles sage«?)

Befreie deine Kreativität

Du weißt also jetzt, worum es bei der Selbstzensur und beim Ausdruck des authentischen Selbst geht. Um dich für dein authentisches Selbst und die Schöpferkraft in dir zu öffnen, musst du offen sein für *alle* deine unzensierten Gedanken, Gefühle und Instinkte.

SCHRITT 1: Sei mit deinem Selbst präsent (nicht mit deinen Gedanken) und verschmelze mit dem gegenwärtigen Augenblick. Kreativität oder *neue* Gedanken sind nur in der Gegenwart möglich. Mittlerweile ist wohl klar: Wenn du nicht im Augenblick lebst, dann steckst du normalerweise in der Vergangenheit fest und agierst nur reaktive Gedanken, Gefühle und Verhaltensweisen aus. Um dich ganz dem Jetzt öffnen zu können, müssen dein Körper und dein Nervensystem sich geborgen fühlen. Lösungen für Probleme und neue Ideen findest du nur, wenn Körper und Geist nicht unter Stress stehen. Mache weiterhin die Übungen auf den Seiten 75–80, damit du ein grundlegendes Körperbewusstsein aufbaust und dir deines Nervensystems gewahr wirst.

SCHRITT 2: Ein erster Schritt zum Ausdruck deines authentischen Selbst ist das schriftliche Festhalten deines Bewusstseinsstroms. Suche dir einen sicheren Ort und lass alles, was dir durch den Kopf geht, aufs Papier fließen. Jeden einzelnen Gedanken, den du wahrnimmst. Ohne dich zu zensieren.

- Entweder setzt du eine bestimmte Zeit dafür fest, zum Beispiel fünf Minuten,
- oder du bestimmst, wie viele Seiten du füllen willst, zum Beispiel eine.

Achte darauf, wie oft du versuchst, zensierend einzugreifen. Und mache dich stark, indem du dir deine Wahrheit erlaubst, wie auch immer sie aussehen mag.

Spiel

Kinder spielen ständig. Alles ist neu, und alles ist ein Abenteuer. Wenn wir älter werden, trainiert man uns das leider ab. Man ermutigt uns, »produktiv« zu sein. Doch selbst wenn du das Gefühl hast, für das Spielerische keine Zeit oder Energie übrig zu haben: Das Spiel ist ein guter Weg zu deinem authentischen Selbst.

Vom Spielen profitierst du genauso wie die Kinder oder Tiere, um die du dich kümmerst. Spielen baut Stress ab, erhöht den Endorphinspiegel (Wohlfühlhormone), verbessert die Gehirnfunktion (durch das Wachstum neuer Gehirnzellen), stärkt die Kreativität und gibt Energie – über alle Altersgruppen hinweg. Es hält uns jung!

Beim Spiel geht es einzig um Vergnügen und Freude. Viele Erwachsene nehmen nur noch zielgerichtete Tätigkeiten als Spiel wahr (Schach oder Sport). Dabei ist jede entspannte, freie und spontane Aktion letztlich ein Spiel: beim Wandern auf Felsen herumhüpfen, mit Freundinnen blödeln, aber auch die Arbeit an etwas, was dich wirklich interessiert. Beim Spiel geht es einfach darum, dass du Freude an der Sache hast, weniger um das Endergebnis (ums Gewinnen oder Verlieren).

In meiner Community machen viele Menschen die Erfahrung, dass sie verlernt haben zu spielen oder es einfach nie tun. Einige haben sogar regelrechte Blockaden. Das ist ganz normal, wenn das Spiel bislang nie Teil deines Lebens war. Aber wir alle können es wieder lernen, wenn wir uns einen offenen Geist bewahren. Als Kinder konnten wir es ja auch.

WIE SPIELERISCH BIST DU?

Nimm dir in den nächsten Tagen (oder Wochen) Zeit, um folgende Fragen zu beantworten, die sich um dein Verhältnis zum Spiel drehen.

Was fällt dir ein, wenn du ans Spielen denkst? Wie fühlst du dich dabei?

Wie sieht Spiel für dich aus?

Wie oft und unter welchen Umständen (oder wann) spielst du?

Erinnerst du dich, welche Spiele du als Kind geliebt hast? Was hast du dabei getan?

Kannst du in Gegenwart anderer spielerisch sein? Oder bist du dabei lieber allein?

SPIELERISCH SEIN – EINE CHALLENGE

Wähle aus der folgenden Liste eine spielerische Aktivität (oder erfinde etwas eigenes). Ziel ist, in den Tagesablauf spielerische Momente einzustreuen. Notiere deine Absicht oder gib dir selbst ein Versprechen (etwa im Tagebuch für dein künftiges Selbst). Lies deinen Vorsatz täglich einmal, um ihn nicht zu vergessen.

- **HOBBYSPIEL:** Nimm dir Zeit für ein neues oder altes Hobby, das dir Spaß macht.
- **SPIELE-SPIEL:** Schnapp dir ein Brett- oder Kartenspiel, das du allein oder mit jemand anderem spielen kannst. Gestalte bestimmte Tätigkeiten als Spiel, etwa alle Teller mit deiner nicht dominanten Hand einräumen. Der Spaß dabei ist wichtiger als das Ergebnis!
- **SPIELSACHEN:** Ja, auch Erwachsene haben Spielsachen! Schnapp dir ein paar Legos und bau ein Schloss. Mach dir eine Kissenburg, in der du schläfst. Oder im Winter eine Schneeballschlacht.
- **SPIEL IN DER NATUR:** Gehe im Park spazieren. Gehe auf einen Spielplatz schaukeln oder rutschen. Erkunde deine Umgebung.
- **HOLTERDIPOLTER:** Klettere auf einen Baum. Mach eine Kissenschlacht mit den Kids. Laufe mit dem Hund um die Wette. Tritt ein paar coole Bälle. Oder spiele Fangen mit dem Lover.
- **FANTASIEREISE:** Erzähle jemand anderem eine Geschichte (oder dir selbst). Male oder zeichne ein Bild. Lerne töpfern. Mach einen Theaterworkshop.
- **KÖRPERSPIEL:** Wie wäre es mit einem Yogakurs? Ein wenig Wandern oder Schwimmen? Eine wilde Fahrt mit dem Rad?

FÄLLT DIR DAS SPIELEN schwer?

Selbst wenn sie sich die Zeit dazu nehmen, so tun sich manche Menschen mit Spielen schwer. Das kann an einem überaktiven Nervensystem liegen. Wenn dein Körper sich nicht sicher fühlt, ist ihm das Spielen sehr fremd. Kein Mensch kann spielerisch sein, wenn er irgendwo eine Bedrohung wahrnimmt.

In diesem Fall kehre zurück zu den Übungen zur emotionalen Resilienz auf Seite 164. Ein kleines Spiel hilft, das Nervensystem gesund an Stress zu gewöhnen, sodass es lernt, ins Gleichgewicht zurückzukehren. Suche dir aus der Liste oben etwas aus, das dich anspricht.

GEMEINSCHAFT UND BEZIEHUNGEN: GEGENSEITIGE ABHÄNGIGKEIT

Gegenseitige Abhängigkeit heißt, dass wir mit anderen Geschöpfen und der Welt um uns herum verbunden sind. Diese Verbundenheit erlaubt allen Mitgliedern einer Gruppe oder eines Systems (vom Freundeskreis oder den Liebsten bis hin zur Weltgemeinschaft, zu der du gehörst), sich miteinander auszutauschen, gleichzeitig aber mit sich selbst verbunden zu bleiben.

Unsere Beziehung zu uns selbst beeinflusst jede andere Beziehung, die wir führen. Die meisten Menschen wünschen sich tiefe, erfüllende Beziehungen, in denen sie sich auch verletzlich zeigen können. Dazu aber müssen wir uns unserer eigenen Bedürfnisse und Emotionen bewusst sein. Ohne dieses Bewusstsein geraten wir schnell in Co-Abhängigkeiten, sodass wir nicht merken, wer *wir* sind und wer der andere. In Beziehungen gegenseitiger Verbundenheit können wir uns ebenso uneingeschränkt ausdrücken wie unser Gegenüber. Gegenseitige Abhängigkeit heißt, dass unser Selbstwert nicht von anderen Menschen abhängt. Wir haben kein Bedürfnis, das Verhalten des Gegenübers zu kontrollieren, weil wir uns zutrauen, mit dem Auf und Ab unserer Beziehung fertigzuwerden. Um gesunde Beziehungen zu haben, müssen wir daher unsere Beziehung zu uns selbst erforschen.

Die folgende Tabelle will dir helfen, den Unterschied zwischen Co-Abhängigkeit und gegenseitiger Abhängigkeit zu klären.

CO-ABHÄNGIGKEIT	GEGENSEITIGE ABHÄNGIGKEIT (AUTHENTISCHE BEZIEHUNGEN)
Fehlende Grenzen	Intakte, gesunde Grenzen (klare Trennung zwischen uns selbst und anderen)
Chronisches Jasagen	Die eigenen Werte kennen (was für dich wichtig ist)
Ungesunde Kommunikationsdynamik	Jederzeit frei das eigene Selbst ausdrücken können
Unbewusstes Kontrollbemühen	Keine Angst haben, Nein zu sagen
Probleme beim Ausdruck eigener Emotionen	Eigene Hobbys, Beziehungen und Interessen zu haben
Schwierigkeiten mit emotionaler/sexueller Intimität	Allein Zeit verbringen und sich währenddessen sicher und geborgen fühlen
Gegenseitige Schuldzuweisungen	Genug Raum für Wachstum und Entwicklung
Niedriger Selbstwert	Offen ansprechen, was wir uns wünschen und brauchen
Nähe-Distanz-Problematik, (Zyklen von Nähe und Liebesentzug)	Offene, ehrliche Kommunikation, in der wir uns auch verletzlich zeigen können
Kein Raum für Beziehungen nach außen, für eigene Hobbys oder Interessen	

CHECKLISTE: DIE BEZIEHUNG ZU DIR SELBST

Da die Beziehung zu dir selbst deine Beziehungen zu allen anderen prägt, ist es wichtig, dir klarzu machen, wie du zu dir selbst stehst. Erkunde anhand der folgenden Checkliste in den nächsten Tagen (Wochen) deine Beziehung zu dir selbst.

_____ Ich bin fähig, klare Grenzen zu setzen.

_____ Ich bin fähig, (in reiner Absicht) Dinge zu tun, die mir Freude bereiten, auch wenn jemand anderem das nicht passt.

_____ Ich fühle mich schuldig oder unbehaglich, wenn ich etwas ohne meine Partnerin tue.

_____ Ich kann anderer Ansicht sein als mein Partner und mich damit wohlfühlen.

_____ Ich bin (meistens) fähig, die Verantwortung für meinen emotionalen Zustand zu übernehmen.

_____ Ich bin fähig, ohne Scham oder Angst vor Zurückweisung über meine Gefühle zu sprechen.

_____ Ich kann (meistens) zwischen meinen Problemen und denen meiner Partnerin unterscheiden.

_____ Ich kann mir Raum für mich selbst nehmen.

_____ Ich kann den Emotionen meines Partners Raum geben, auch wenn sich das unangenehm anfühlt.

_____ Ich bin fähig, Kompromisse zu schließen, und muss nicht bei jedem Streit »gewinnen«.

Wenden wir uns jetzt der Frage zu, wie die Beziehung zu uns selbst unsere Beziehungen beeinflusst.

Authentische Verbindungen und Beziehungen

Es gibt zwei entscheidende Merkmale für eine authentische Beziehung:

ABSTIMMUNG: die Fähigkeit, für den emotionalen Zustand unseres Gegenübers Raum zu schaffen und sich darauf einzustellen. Das passiert in einer sicheren, empfänglichen und unterstützenden Umgebung.

CO-REGULATION: die Fähigkeit, den eigenen Zustand anzupassen, wenn man mit dem Gegenüber schwierige emotionale Situationen erlebt. Was heißt, dass ihr beide euch sicher genug fühlt, um euch zu erlauben, intensive Emotionen zu erfahren. Und dass ihr euch dabei unterstützt, darüber hinauszuwachsen und zurückzukehren ins ruhige Gleichgewicht. Auch dies ist kennzeichnend für eine sichere, offene und unterstützende Umgebung.

Sicherheit mit einem anderen Menschen finden

Wie du mittlerweile weißt, können wir uns nur dann für die Beziehung zu jemand anderem öffnen, wenn unser Nervensystem in der Sicherheit des ventral-vagalen (das heißt sozialen) Aktivierungszustandes verweilt. Eine Möglichkeit, uns selbst und andere wieder in diesen Zustand zu bringen, ist die heilende Kraft der Berührung. Mit Berührungen können wir uns selbst beruhigen, wenn wir Stress, Angst oder Anspannung erleben. Aber wir können auch andere Menschen mit Berührungen ansprechen. Solche Berührungen triggern unser parasympathisches System, sodass Hormone wie Oxytocin, Dopamin oder Serotonin ausgestoßen werden. Wir sehnen uns nach Berührung, weil diese »Wohlfühlhormone« uns ein Gefühl von Sicherheit, Liebe und Zugehörigkeit geben.

An diesem Punkt müssen wir uns klarmachen: Jeder Mensch hat ein anderes Verhältnis zum Berührtwerden. Manche Menschen lieben es, andere finden es schrecklich, selbst wenn sie ein *geliebter* Menschen berührt. Unser Körper speichert Informationen über Berührungen. Und viele haben Berührungen als etwas Unsicheres erlebt.

Wenn du dich auf diese Übungen einlässt, kannst du jederzeit Pausen einlegen, falls es dir zu heftig wird. Gib vor oder während einer solchen deinem Gegenüber entsprechend Bescheid, damit ihr euch beide wohlfühlen könnt. Die erste Übung kannst du allein machen, die zweite mit einem Gegenüber (wenn du willst).

Beruhigender Self Touch

Suche dir einen ruhigen Ort, an dem dich niemand stört. Wenn du dich damit wohlfühlst, schließe die Augen. Du kannst alle Berührungen ausprobieren oder nur die, die dich auf Anhieb anspricht. Nur wenige Menschen berühren ihren Körper liebevoll, daher fühlt sich das am Anfang sicher ungewohnt an. Entspanne dich in alle Empfindungen hinein, dann wirst du bald spüren, wie dein parasympathisches System aktiviert wird und du ruhiger wirst.

Handauflegen für dich

- Lege beide Hände über dein Herz und lass sie dort ruhen.
- Lege deine Hände um deinen Hals und spüre dessen Wärme nach.

- Lege beide Hände unter deine Achseln und umarme dich selbst.
- Streiche sanft über deine Herzregion bis hinauf zu den Schultern.
- Lege deine Hände um Gesicht und Wangen.

Verweile jeweils zwei bis drei Minuten in dieser Haltung. Atme dabei tief ein und aus. Wenn dir die Berührung guttut, kannst du sie länger halten.

Vergiss nicht:

- Sage dir: »Ich bin sicher. Ich werde geliebt.«
- Wenn sich intensive Gedanken oder Empfindungen melden, atme tief durch.
- Lass beim Ausatmen alle Spannung im Körper los.
- Wenn deine Gedanken anfangen herumzuschweifen oder du aufhören möchtest, lenke deine Aufmerksamkeit auf jenen Teil des Körpers, auf dem deine Hände aufliegen.

Handauflegen mit einem anderen Menschen

- Sucht euch einen Raum, in dem ihr euch beide wohlfühlt.
- Frage dein Gegenüber, wo es berührt werden möchte (am Herzen, am Bauch, an der Hand, an den Beinen, im Gesicht etc.) und wie (zum Beispiel sehr leicht, leicht, mit ein wenig Druck).
- Lege deine Hände dorthin, wo der/die andere berührt werden möchte. Dann atmet ihr im Gleichklang ein und aus, in Stille für etwa zwei bis drei Minuten.
- Nach zwei bis drei Minuten wechselt ihr.
- Ihr könnt der ersten Runde eine zweite folgen lassen oder eine Pause einlegen und über eure Empfindungen sprechen.

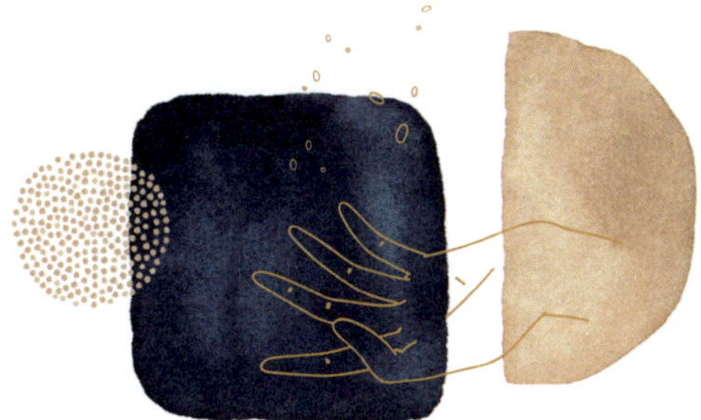

SPIELERISCHE Beziehungen

Das Spielerische fördert Freude, Mitgefühl, Nähe und haucht so jeder Beziehung neues Leben ein. Alles spielerisch anzugehen kann dir auch helfen, stressige Situationen zu meistern, etwa wenn du neue soziale Erfahrungen machst. Das Spiel hilft dir, Kontakt zu Fremden herzustellen oder neue Freundinnen und Freunde zu gewinnen. Im Spiel mit anderen kannst du im sicheren Rahmen lernen, wie man kommuniziert, Grenzen setzt und zusammenarbeitet.

Wenn es dir schwerfällt, deine spielerische Seite auch in Beziehungen auszuleben, fühlt dein Körper sich vermutlich nicht sicher. Ist dein Nervensystem aktiviert, so ist Spielen so gut wie nicht möglich. Arbeite weiter an deinem Gefühl körperlicher Geborgenheit, dann kannst du auch mehr spielerische Momente in deine Beziehung bringen.

Übung zum Selbstmitgefühl

Es kann schon erschütternd sein, wenn wir uns dieses Missverhältnisses bewusst werden: zwischen unserem Mitgefühl für Menschen, die wir mögen oder sogar für Fremde und jenem, das wir für uns selbst aufbringen (oder auch nicht). Manche bemerken nicht einmal mehr, wie sehr sie auf sich herumhacken. Mitgefühl mit uns selbst zu haben, uns selbst ein guter Freund oder eine gute Freundin zu sein ist die Grundlage aller Heilung. Wir alle verdienen Mitgefühl, aber die meisten von uns müssen erst lernen, wie sie sich selbst mit Mitgefühl begegnen können.

Wir alle erleben Tag für Tag unser Quantum an Schwierigkeiten. Wir sind gestresst, wir sind traurig, fühlen uns nicht angenommen oder sind verwirrt. Das gehört zum Menschsein dazu. Eben deshalb müssen wir lernen, uns selbst mit Mitgefühl zu begegnen, damit wir unseren Alltag besser bewältigen. *Überlege doch mal: Wenn du angespannt oder gestresst bist und dich dann noch selbst beschimpfst, fühlst du dich damit besser?* Nein. Du hast nur mehr Stress, und das wird zum Teufelskreis. Das Gute ist, dass wir diese Muster verlernen können und sie durch das Selbstmitgefühl ersetzen, das ein weiser Elternteil uns entgegenbringen würde.

SELBSTMITGEFÜHL – DU HAST DIE WAHL!

Sieh dir an, was das Menü zu bieten hat. Dann versprich dir, täglich einen Akt des Selbstmitgefühls auszuführen.

- Ich kann dreimal tief ein- und ausatmen, um mein Nervensystem zu beruhigen.
- Ich kann die Akupunkturpunkte in meinen Händen massieren, um mein Nervensystem zu beruhigen.
- Ich kann meine Beine kreuzweise mit den Händen umfassen, um mein Nervensystem zu beruhigen.
- Ich kann das, was ich tue, kurz unterbrechen und einen zehnminütigen Spaziergang machen, um mit meinen Gefühlen besser fertigzuwerden.
- Ich kann mich umarmen, um mich zu unterstützen, wenn mir die Tränen kommen.
- Ich kann mir einen ermutigenden Brief schreiben.
- Ich kann aufhören, immer Perfektion von mir zu erwarten.
- Ich kann mich daran erinnern, dass ich auch große Herausforderungen bewältigen kann.
- Ich kann mich daran erinnern, wie weit ich schon gekommen bin.
- Ich kann einen Freund oder eine Freundin anrufen, um mir den Tag zu versüßen.
- Ich kann meine Gefühle durch Malen oder Schreiben ausdrücken.
- Ich kann meinen Körper bewegen, um überschüssige Energie abzubauen.
- Ich kann früh zu Bett gehen und mir sagen, dass morgen auch noch ein Tag ist.
- Ich kann mich daran erinnern, dass ich Liebe verdiene.
- Ich kann mich daran erinnern, dass ich in Sicherheit bin und dass es in Ordnung ist, auch mal Angst zu haben.

Nun nimm dir ein paar Minuten Zeit, um dich an eine Situation aus jüngerer Zeit zu erinnern, als du dich falsch verstanden, wertlos, angespannt oder verängstigt gefühlt hast. Oder an andere starke Empfindungen in deinem Körper. Dann suchst du dir oben einen Menüpunkt aus, um dir mit Selbstmitgefühl zu begegnen, sollte sich diese Situation wiederholen.

Denke an einen Moment, in dem du kürzlich das Gefühl hattest, du hättest vollkommen die Kontrolle verloren.

Was hast du in diesem Moment getan?

___

___

Was könntest du aus dem Selbstmitgefühls-Menü wählen, was du stattdessen tun könntest?

___

___

Denke zurück an eine Situation, in der dir etwas wirklich Angst gemacht hat und du dieses Gefühl nicht abschütteln konntest.

Was hast du in diesem Moment getan?

___

___

Was könntest du aus dem Selbstmitgefühls-Menü auswählen, was dir besser dienen würde?

___

___

Denke zurück an eine Situation, in der du mit einem Freund, einem Kollegen, deinem Partner oder einem Fremden eine Auseinandersetzung hattest.

Was hast du in diesem Augenblick getan?

___

___

Was aus dem Selbstmitgefühls-Menü könntest du stattdessen tun?

____

____

Denk an einen Moment, als du etwas mit einer Person geteilt hast und sie nicht reagiert hat wie erwartet.

Was hast du in diesem Moment genau gemacht?

____

____

Was hat das Selbstmitgefühls-Menü für dich stattdessen im Angebot?

____

____

Ruf dir einen Augenblick ins Gedächtnis, in dem eine Person deine Gefühle tief verletzt hat, ohne es auch nur zu merken.

Was hast du in diesem Moment gemacht?

____

____

Und was findet sich im Selbstmitgefühls-Menü, das du stattdessen hättest machen können?

____

____

Bei dieser Übung entdeckst du, wie du normalerweise reagierst und wie du Stück für Stück deine Gewohnheitsmuster durch Selbstmitgefühl ersetzen kannst. Wir können uns immer für den mitfühlenden Umgang mit uns selbst entscheiden und lernen, Freundschaft mit uns zu schließen, statt uns zu behandeln, wie ein überkritischer Elternteil dies täte.

DIE GRENZENLOSE MACHT DES *Gebets*

Viele Menschen bringen Gebete mit einer bestimmten Religion in Verbindung. Letztlich aber ist jeder Moment, in dem wir eine Absicht oder gute Wünsche für uns oder andere Menschen formulieren, ein Gebet. Wissenschaftliche Untersuchungen zeigen, dass Gedanken und Absichten sogar auf die Ferne wirken, mitunter in medizinisch messbarer Weise.

Übe dich tagsüber immer wieder darin, solche Absichten für dein künftiges Selbst oder deine Mitmenschen zu formulieren. Setz dich einige Minuten lang ruhig hin und ruf dir dein künftiges Selbst oder einen geliebten Menschen vor Augen. Dann schicke dieser Person liebevolle Gedanken, Mitgefühl und innige Liebe.

Connect With Your Heart Geführte Meditation

Grenzen und authentische Beziehungen

Grenzen sind das Fundament jeder Beziehung, die du hast, auch der zu dir selbst. Eine Grenze ziehen wir um das, was sich für unser Leben sicher und gut anfühlt. Jeder Mensch hat unterschiedliche Grenzen. Daher ist es so wichtig, dass wir diese klar kommunizieren und auch zuhören, wenn andere uns sagen, wo ihre Grenzen liegen. Indem wir Grenzen setzen und aufrechterhalten, sagen wir unseren Mitmenschen, wie sie uns behandeln sollen.

In ungesunden, von Co-Abhängigkeit geprägten Beziehungen fehlen häufig klare Grenzen. Vielleicht haben die Partner überhaupt keine Grenzen definiert oder diese werden ständig missachtet. In jeder gesunden Beziehung gibt es Grenzen. Emotional ausgeglichene Menschen kommen mit den Grenzen anderer gut zurecht. Sie wissen, dass eine Beziehung nur stärker und fester wird, wenn sie die Grenzen ihres Gegenübers respektieren.

Nachdem die Wichtigkeit von Grenzen geklärt ist, sehen wir uns an, welche Grenzen wir im Leben brauchen.

IDENTIFIZIERE DEINE GRENZEN

Es gibt drei Grade von Grenzen: starre, lockere und flexible. Im Grunde beschreibt dies die Art, wie wir Grenzen setzen. Wobei wir meist einen bestimmten Typus bevorzugen. Allerdings können wir in unterschiedlichen Beziehungen mit unterschiedlichen Grenzen agieren.

Es gibt auch drei Arten von Grenzen: körperliche, geistig/emotionale und solche, die mit unseren Ressourcen zu tun haben. Die Tabelle auf der nächsten Seite erläutert dies näher. Zunächst aber wollen wir herausfinden, welche Art von Grenzen du gewöhnlich setzt. Kreuze an, was auf deine Beziehungen zutrifft.

STARRE GRENZEN

_____ Ich habe wenige enge oder nahe Beziehungen.

_____ Ich habe große Angst vor Zurückweisung und schotte mich daher von Bindungen eher ab.

_____ Ich habe Schwierigkeiten, um Hilfe zu bitten.

_____ Ich bestehe strengstens auf meiner Privatsphäre.

LOCKERE GRENZEN

_____ Ich will anderen beinahe zwanghaft gefallen.

_____ Wenn andere sich über mich aufregen, bringt mich das völlig aus dem Konzept.

_____ Wenn ich Nein sage, weil ich etwas nicht tun möchte, fühle ich mich schrecklich selbstsüchtig und schuldig.

_____ Ich gebe meinen Mitmenschen viel zu viel persönliche Informationen über mich.

_____ In Beziehungen bin meist ich es, die/der hilft, Probleme löst oder andere rettet.

FLEXIBLE GRENZEN

_____ Ich bin mir meiner Werte, Meinungen und Überzeugungen bewusst.

_____ Ich kann anderen meine Bedürfnisse mitteilen und um Hilfe bitten.

_____ Ich überlege mir genau, wann und mit wem ich über persönliche Dinge spreche.

_____ Ich kann Nein sagen und akzeptieren, wenn andere zu einer Bitte Nein sagen.

_____ Ich kann meine Emotionen regulieren und bin offen für den Selbstausdruck meiner Mitmenschen, auch wenn ich nicht der gleichen Meinung bin.

ARTEN VON GRENZEN

KÖRPERLICHE GRENZEN	• Wir bestimmen, mit welcher Art von Körperkontakt wir uns wohlfühlen und wann wir dafür offen sind. • Wir bestimmen, welche Aussagen über unser Aussehen, unsere Sexualität und andere Dinge, die mit unserem Erscheinungsbild zu tun haben, wir akzeptieren. • Wir bestimmen, inwiefern wir unseren persönlichen Raum mit anderen teilen.
MENTALE/EMOTIONALE GRENZEN	• Wir bestimmen, welche Gedanken, Überzeugungen und Weltanschauungen wir mit anderen teilen, ohne sie anzupassen und ohne andere davon überzeugen zu wollen. • Wir bestimmen, welche persönlichen Gedanken, Meinungen und Überzeugungen wir mit anderen teilen, ohne zu viel preiszugeben. • Wir akzeptieren, was andere mit uns teilen wollen, solange sie sich damit wohlfühlen. Wir drängen unsere Mitmenschen nicht, mehr preiszugeben.
GRENZEN IN PUNCTO RESSOURCEN	• Wir bestimmen, wofür und wie wir unsere Zeit investieren und versuchen nicht, anderen ständig zu gefallen. (Wir erlauben dies auch unserem Gegenüber.) • Wir übernehmen keine Verantwortung für die Gefühle anderer und vermeiden, deren Probleme lösen zu wollen. Ebenso wenig machen wir andere für unsere Emotionen verantwortlich. • Wir bestimmen, wie viel Zeit wir investieren, um anderen zuzuhören, wenn sie über ihre persönlichen Probleme reden wollen.

Grenzen setzen

Wenn du keine Erfahrung hast im Setzen von Grenzen (womit du definitiv nicht allein dastehst!), wirst du zunächst mit Schuldgefühlen zu kämpfen haben. Das kommt häufig vor. Hat man uns doch beigebracht, dass es egoistisch ist, die eigenen Bedürfnisse zu befriedigen, sich Raum zu geben und mit der eigenen Kraft zu haushalten. Aber mit Zeit und Übung wird es dir leichterfallen, Grenzen zu setzen. Du wirst dich sogar fragen, wie du je ohne auskommen konntest.

Denk daran …

- Setze deine Grenzen, wenn du ruhig und geerdet bist (nicht mitten in der Auseinandersetzung).
- Erkläre nicht zu viel. Wenn wir zum Jasagertum neigen, erklären wir ständig, warum wir Grenzen brauchen, und entschuldigen uns gar dafür. Setze vielmehr deine Grenze und akzeptiere die Meinung des anderen, ohne sie ändern zu wollen.
- Wir haben keine Einfluss darauf, wie andere auf unsere Grenzen reagieren. Wir können uns nur ihre Ansichten anhören, auch wenn wir uns dabei nicht wohlfühlen.
- Grenzen sind ein Akt der Güte, klare Signale, wie du behandelt werden möchtest. Sie haben viel mit Selbstliebe zu tun. Außerdem sind Grenzen ein Akt des Respekts vor deinem Gegenüber, denn sie zeigen, dass du sie oder ihn wichtig genug nimmst, um deine Bedürfnisse zu kommunizieren.

Wie man Grenzen setzt

Manchmal können wir Grenzen mit wenigen Worten klarmachen. Das sind einfache Grenzen, die wir im Laufe des Tages immer wieder ziehen müssen.

Wie sich einfache Grenzen anhören

- »Das geht bei mir nicht.«
- »Damit fühle ich mich nicht wohl.«
- »Ich möchte nicht darüber sprechen.«
- »Danke für die Einladung, aber das geht im Moment nicht.«
- »Ich bin da nicht verfügbar.«
- »Ich brauche Zeit, um mir das zu überlegen. Ich werde mich bei dir melden.«
- »Im Moment passt es mir nicht gut.«
- »Hört sich an, als wäre das ein echter Spaß. Leider habe ich dafür gerade keine Zeit.«

Manchmal braucht es zum Grenzensetzen auch eine tiefergehende Kommunikation. In diesem Fall geht es um genauer definierte Grenzen, die sich auf ein bestimmtes Verhalten beziehen: »Wenn x passiert, werde ich y tun.« Wobei wir uns auf Ich-Aussagen beschränken. Grenzen sind nicht dafür da, um andere zu kontrollieren. Wenn jemand deine Grenzen ignoriert oder übertritt, liegt es an dir, diese Grenze zu wahren, nicht an der anderen Person.

Anleitung zum Setzen einer klaren Grenze: *Der folgende Vorschlag soll dir veranschaulichen, wie du eine solche genauer definierte Grenze kommunizieren kannst.* Passe ihn deinen Bedürfnissen an.

»Ich nehme einige Veränderungen vor, damit ... [*setze hier ein, welche Absicht du mit deiner neuen Grenze verfolgst*]. Ich hoffe, du verstehst, wie wichtig das für mich ist. Ich nehme an, dass ... [*hier fügst du ein, wie du das Verhalten des anderen siehst*]. Wenn du ... [*nenne hier das problematische Verhalten*], dann fühle ich mich oft ... [mach hier klar, wie es dir damit geht]. Ich weiß, dass dir das vielleicht nicht bewusst ist. In Zukunft ... [*hier fügst du ein, was deiner Ansicht nach geschehen muss oder nicht passieren sollte*]. Wenn ... [*füge hier wieder das problematische Verhalten ein*] wieder passiert, dann werde ich ... [*hier unterstreichst du, wie du künftig reagieren wirst, um deine eigenen Bedürfnisse sicherzustellen*].«

Hier zwei Beispiele für die Umsetzung:

SITUATION: Deine Mutter hat an deiner Ernährung ständig etwas zu kritisieren, was dich echt nervt.

GRENZSETZUNG: »Ich nehme einige Veränderungen vor, damit wir eine bessere Beziehung haben können, weil ich dich wirklich liebe. Ich hoffe, du verstehst, dass das für mich wichtig ist. Vermutlich fühlst du dich nicht ganz wohl mit dem, was ich künftig essen möchte. Wenn wir ständig über meine Ernährung reden, traue ich mich schon gar nicht mehr, in deiner Gegenwart überhaupt etwas zu essen. Mir ist klar, dass du dir dessen wahrscheinlich nicht bewusst bist. In Zukunft würde ich es gerne vermeiden, über das Thema Essen zu reden, damit wir unsere gemeinsam verbrachte Zeit genießen können. Wenn du weiterhin meine Ernährung kritisierst, werde ich das Gespräch abbrechen oder mich eine Weile ganz zurückziehen.«

SITUATION: Wenn ihr zusammen seid, schimpft deine Freundin ständig über ihren Freund und die Dinge, die sie mit ihm erlebt. Du bist davon genervt und hast das Gefühl, dass in eurer Beziehung für dich kein Platz mehr ist.

GRENZSETZUNG: »Ich nehme einige Veränderungen vor, damit wir unsere Freundschaft vertiefen können, die mir sehr viel bedeutet. Ich hoffe, du verstehst, wie wichtig mir das ist. Ich nehme an, dass die Beziehung mit deinem Freund nicht gut läuft. Wenn wir über diese Probleme reden, fühle ich mich oft total hilflos. Außerdem habe ich das Gefühl, dass wir nie über Dinge reden, die in meinem Leben vorgehen. Ich weiß, dass dir das vermutlich nicht bewusst ist. In Zukunft möchte ich, dass wir über andere Dinge reden, wenn wir zusammen sind. Wenn unsere Gespräche sich weiter nur um deine Beziehungsprobleme drehen, werde ich das Gespräch abbrechen oder mich ganz zurückziehen.«

Mit diesen Beispielen solltest du in der Lage sein, für dich Grenzen zu setzen. Tatsächlich sind Grenzüberschreitungen wichtige Wegweiser für uns, denn sie zeigen uns, welche Grenzen wir brauchen.

KÖRPERLICHE GRENZEN

Grenzüberschreitung	Erwünschte Veränderung
BEISPIEL: Dein Kollege (Onkel, Freundin, Mutter etc.) macht unangemessene Witze über dein Äußeres, womit du dich unwohl fühlst.	**BEISPIEL:** Du willst diese Witze nicht mehr hören.

MENTALE/EMOTIONALE GRENZEN

Grenzüberschreitung	Erwünschte Veränderung
BEISPIEL: Eine Angehörige (Freundin, Partnerin) macht dumme Sprüche über deine Ernährung, was dich nervt.	**BEISPIEL:** Du willst über deine Ernährung nicht mehr reden oder sie rechtfertigen.

GRENZEN IN PUNCTO RESSOURCEN

Grenzüberschreitung	Erwünschte Veränderung
BEISPIEL: Ein Freund (Familienmitglied) ruft dich zu jeder Tages- und Nachtzeit an, um über seine Beziehung zu reden.	**BEISPIEL:** Du willst keine Anrufe mehr erhalten, da du nicht bereit bist, über Beziehungsprobleme zu reden, vor allem nicht mitten in der Nacht.

Sobald du dir bewusst bist, welche Grenzen du brauchst, kannst du mit dieser Vorlage zu üben beginnen:

Ich verstehe ... [*füge ein, wie du das Verhalten verstehst*]. Wenn du ... [füge hier das problematische Verhalten ein], dann fühle ich mich oft ... [nenne hier deine Gefühle]. Mir ist klar, dass du dir dessen nicht bewusst bist. In Zukunft ... [mach hier klar, was du nicht mehr möchtest oder was stattdessen passieren soll]. Wenn ... [füge das ursprüngliche problematische Verhalten ein] wieder passiert, werde ich ... [hier machst du deutlich, wie du reagieren wirst, damit deine Bedürfnisse erfüllt werden]. Ich nehme diese Veränderung vor, damit ... [nenne hier, welche Absicht du mit deiner neuen Grenze verbindest]. Ich hoffe, du verstehst, wie wichtig mir das ist.

STEHT DEIN UMFELD ENERGETISCH MIT DIR IM EINKLANG?

Wenn wir uns mit der Energie unseres authentischen Selbst verbinden, wird uns auch bewusst, wie wir unsere Umgebung empfinden. Und natürlich auch, ob diese energetisch zu uns passt. Viele Menschen sind sich der energetischen Auswirkungen ihres Umfelds nicht bewusst. Vielleicht zwingst auch du dich in eine Umgebung, die deine Energie in Unruhe versetzt, schwächt oder übermäßig aktiviert. Wenn du dich auf die energetische Wirkung deiner unmittelbaren Umgebung einlässt, kann sich die Notwendigkeit ergeben, sie umzugestalten oder vielleicht sogar umzuziehen (wenn möglich).

Nimm dir in den nächsten Tagen (oder Wochen) Zeit, um dich mit diesem Thema auseinanderzusetzen.

Achte darauf, wie du dich energetisch fühlst in den Räumen, in denen du dich am meisten aufhältst (Heim, Arbeitsplatz etc.), vor allem dort, wo du deine Freizeit verbringst. Wie sieht es dort aus? (Ist alles vollgestellt oder gibt es auch offenen Raum? Sind deine Sachen gut sortiert oder eher nicht?) Finde heraus, welche Aspekte dieses Raumes zu deiner energetischen Wahrnehmung beitragen.

____

____

Fange an zu erforschen, wie du dich energetisch fühlst, wenn du in deiner Nachbarschaft oder in deiner Gemeinde unterwegs bist.

____

____

Geh der Frage nach, ob du dich energetisch an deinem Wohnort zu Hause fühlst (Wetter, Sonnenlicht, Lärm, die Menge an Menschen etc.).

____

____

Überlege, wie du dich energetisch in deinen Beziehungen fühlst. (Achte vor allem darauf, ob es Unterschiede zwischen den einzelnen Menschen gibt, die zu einer Gruppe gehören.)

Mit deiner unmittelbaren Familie

Mit deinen verschiedenen Freundinnen und Freunden und Bekannten

Mit deinem/r Liebespartner/in

Mit den Menschen in deiner Klasse oder deinem Seminar (wenn zutreffend)

Mit den verschiedenen Menschen aus deinem Arbeitsteam (wenn zutreffend)

DEIN SOZIAL KOHÄRENTES Selbst

Deine Gedanken und Gefühle schaffen ein Energiefeld, das sowohl dich selbst als auch deine Umgebung beeinflusst. Wenn Geist, Herz und körperliche Systeme im Einklang sind, bist du fähig, anderen mit Mitgefühl, Toleranz und Bereitschaft zur Zusammenarbeit zu begegnen. Diese persönliche Kohärenz wirkt sich verständlicherweise auf deine Beziehungen aus, auf deine Fähigkeit, mit Freundlichkeit zu reagieren und bei Problemen harmonische Lösungen zu finden. Noch besser: Deine Kohärenz verstärkt die soziale Kohärenz, den Einklang mit anderen Menschen. Forschungsarbeiten des HeartMath Institutes zeigen: Wenn in Familien, Teams, Gruppen oder Gemeinden mehrere Menschen Herzensqualitäten wie echtes Interesse am anderen, Mitgefühl und Akzeptanz zeigen, dann entwickelt die ganze Gruppe mehr soziale Kohärenz: Man kommuniziert effizienter, findet gute Lösungen und kann sich auf die kollektive Intuition verlassen.

Anhand der Fragen auf den vorhergehenden Seiten kannst du Beziehungen identifizieren, die eine kohärente Umgebung fördern, sodass du dich energetisch in Harmonie fühlst und in Mitgefühl und Zusammenarbeit hineinfindest.

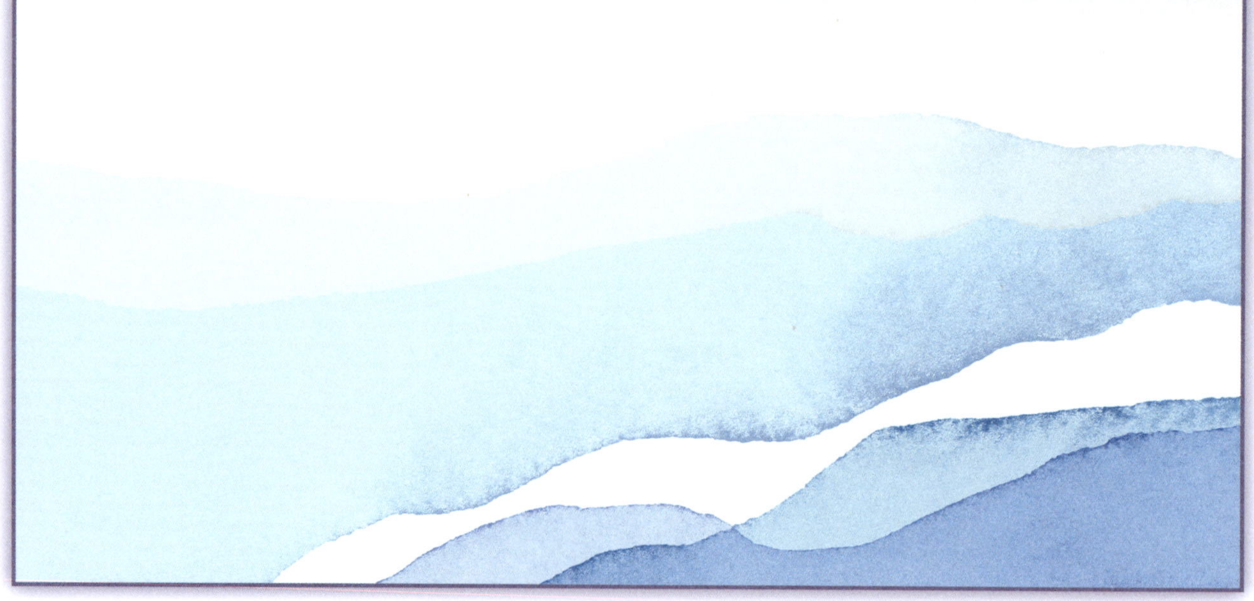

HINEIN INS UNBEKANNTE: WO WUNDER GESCHEHEN

Viele von uns haben Schwierigkeiten mit der Vorstellung, etwas nicht zu verstehen, ob es nun um uns selbst, andere Menschen oder die Welt um uns herum geht. Doch Ungewissheit ist nun mal ein Teil des Lebens. Statt Angst zu haben vor dem, was wir nicht kennen, sollten wir lernen, offen für das Unbekannte und die Mysterien des Lebens zu sein. Dem Unbekannten mit Neugier, Gelassenheit und Inspiration zu begegnen ermöglicht uns, mit unserem authentischen Selbst verbunden zu bleiben.

Nimm dir ein paar Tage (oder Wochen) Zeit, um zu erforschen, wie du auf das Mysterium des Ungewissen, des Unbekannten, des Nicht-Erkennbaren reagierst.

Wie gehst du damit um, wenn du neue oder unbekannte Erfahrungen und Herausforderungen zu bestehen hast? Bist du offen, neugierig und empfangsbereit? Oder verkrampfst du dich und verfällst in Automatismen?

____

____

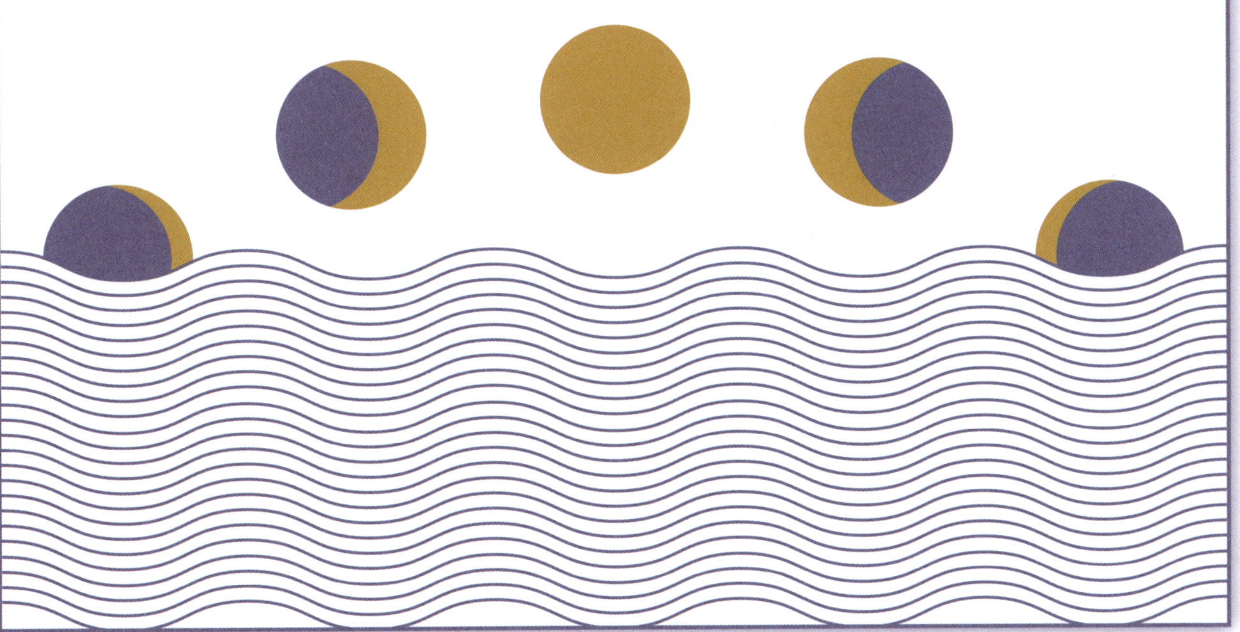

Wie reagierst du, wenn du dir einer Sache nicht sicher bist oder keine Antwort auf etwas weißt? Welche körperlichen und emotionalen Empfindungen hast du dann?

Wie offen bist du für Veränderung? Kannst du dich anpassen? Oder verfällst du in Panik, ziehst dich zurück und lässt dich vom Geschehen überrollen?

Wenn du mit Ungewissheit konfrontiert bist, mit welchen Verhaltensmustern reagierst du (durch die sozialen Medien scrollen auf der Suche nach einer Antwort oder dich mit Arbeit ablenken)?

Wenn du über die Rätsel der Welt nachdenkst, welche körperlichen und emotionalen Erfahrungen machst du? Wird dir das Herz weit? Oder eng? Hast du Angst? Spürst du inneren Frieden?

ERWEITERE DEINE KOMFORTZONE

Die folgende Liste hilft dir, jeden Tag eine neue Erfahrung zu machen. (Du kannst auch deine eigene Liste schreiben.)

- Ändere jeden Tag etwas an deinem Tagesablauf.
- Nimm auf dem Weg zur Arbeit eine andere Straße. Gehe woanders spazieren.
- Schreibe dich in einen neuen Kurs ein.
- Grüße eine Fremde.
- Probiere ein neues Gericht aus, eine neue Art der Küche.
- Schließe dich einer Online-Community an.
- Lade dir eine Dating-App herunter.
- Belege online oder im Fitnessstudio einen neuen Kurs.
- Bitte eine Partnerin oder einen Freund, dir bei etwas zu helfen.
- Suche dir einen neuen Wanderweg in deiner Region.
- Entdecke eine neue Stadt in der Nähe (ohne dort etwas Bestimmtes zu wollen).
- Fange an, Tagebuch zu führen.
- Führe ein Gespräch, das du schon immer mal führen wolltest, obwohl du dich bei dem Gedanken unwohl gefühlt hast.
- Tanze im Wohnzimmer herum, ohne einen Gedanken daran zu verschwenden, wie es aussieht.

Welche neuen Aktivitäten interessieren dich, sodass du sie gerne ausprobieren würdest?

____

____

____

____

Übe dich in Neugier auf diese neuen Erfahrungen. Vergiss nicht: Neugier ist nur möglich, wenn Körper und Geist sich sicher fühlen.

DIE VERBUNDENHEIT MIT ETWAS GRÖSSEREM

Nur wenn wir mit unserem authentischen Selbst in Verbindung stehen, spüren wir die tiefe, angeborene Verbundenheit mit etwas, das größer ist als wir selbst. Etwas, das manche Menschen als Natur bezeichnen, als Universum oder als göttliche Quelle. Sich mit dieser größeren Kraft zu verbinden kann verschiedene Formen annehmen: Religion, Ahnenverehrung, die Geburt eines Kindes, Zeit in der Natur zu verbringen oder sich in einer Kunstform zu verlieren, die uns besonders anspricht.

Diese Erfahrung der Verbundenheit, des Einsseins, schlägt sich in Momenten der Ehrfurcht nieder. Ehrfurcht entsteht aus Erfahrungen, die einerseits unsere Erwartungen übertreffen (und anders sind als alles, was wir bisher erlebt haben) und sich andererseits größer anfühlen als wir selbst (wie beispielsweise ein Sonnenuntergang). Unsere Ahnen stellten über diese Erfahrung untereinander Verbundenheit her. Sie kamen als Gemeinschaft zusammen, um die Ungewissheit des Unbekannten miteinander zu erleben. Augenblicke der Ehrfurcht miteinander zu teilen ist ein machtvoller Weg zur Verbundenheit mit anderen Menschen.

Ehrfurcht spüren wir sowohl im Körper als auch im Geist. Körperlich schlägt unser Herz schneller, wir bekommen eine Gänsehaut oder seufzen. Geistig und emotional schrumpft unser Selbst zusammen, doch wir haben ein intensives Gefühl der Verbundenheit mit der Welt.

Die folgenden Fragen sollen dir in den nächsten Tagen (oder Wochen) herausfinden helfen, wie deine Verbundenheit mit dem aussieht, das größer ist als wir selbst.

Wie oft und unter welchen Umständen (oder wann) hast du gespürt, dass die Zeit langsamer verging oder gar stehen blieb?

____

____

Wie oft und unter welchen Umständen (oder wann) hast du dich ganz klein und winzig gefühlt angesichts der Größe deiner Erfahrung?

____

____

Wie oft und unter welchen Umständen (oder wann) fühlst du dich mit der Natur um dich herum wahrhaft verbunden?

____

____

Wie oft und unter welchen Umständen (oder wann) fühlst du dich mit allen anderen Lebewesen wahrhaft verbunden?

____

____

Wie oft und unter welchen Umständen (oder wann) kannst du deine Erfahrungen in ihrer Gesamtheit gar nicht begreifen?

____

____

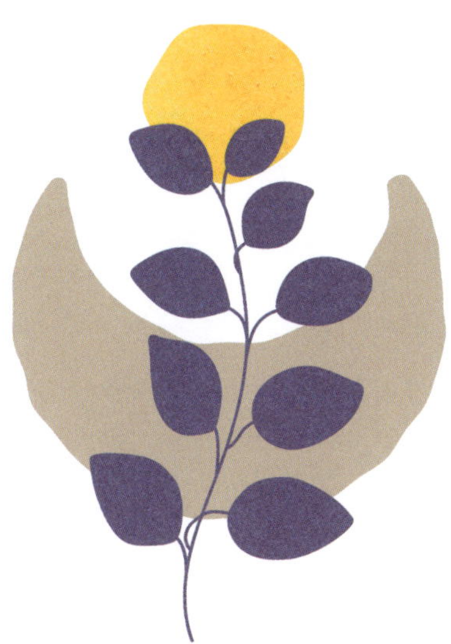

Werde neugierig und ehrfürchtig

Ein schöner Weg, Neugier und Ehrfurcht zu entwickeln, ist, sich auf die Welt um uns herum zu konzentrieren, statt immer nur den eigenen Gedanken nachzuhängen. Hier ein paar Vorschläge, wie du das in deinen Alltag einbauen kannst:

MACH DICH NEUGIERIG. Dein Geist ist fasziniert von allem, was neu ist. Doch mit der Zeit ebbt beides leider ab – das Neue und die Aufmerksamkeit. Gehe auch an die alltäglichsten Dinge voller Offenheit heran, als würdest du sie zum ersten Mal machen. Lass alle Etiketten und Erwartungen, alles *Sollen* sein. Widme dich den Gegenständen in deinem Umfeld mit deiner ganzen Aufmerksamkeit und registriere ihre Form, Farbe, Textur – ohne all das zu bewerten.

MACH LANGSAM. Bei Bekanntem schalten wir für gewöhnlich auf Autopilot. Aber wenn du deine Bewegungen verlangsamst, wird auch dein Geist ruhiger und kann sich ganz auf die gegenwärtige Erfahrung konzentrieren. Was siehst du, hörst du, riechst du, fühlst du, schmeckst du? Was entdeckst du Neues, was dir vorher entgangen ist (oder was nicht da war)? Übe diese Praxis immer wieder, vor allem, wenn du dem Leben mit Ungeduld begegnest.

MACH ES SPANNEND. Wenn du etwas Neues lernst, wertschätze den Prozess des Entdeckens neuer Informationen, statt einfach nur die gewünschten Antworten abzuspeichern.

MACH DEIN HERZ AUF FÜR DIE SCHÖPFUNG. Lass dich von der Natur beeindrucken, von Seen, Parks, Tieren, Bergen, Wäldern oder einem Garten. Genieße den Sonnenaufgang, den Sonnenuntergang. Richte den Blick auf die Sterne. Lass dein Gewahrsein weit werden, indem du den leeren Raum um dich herum bemerkst – den Platz zwischen den Bäumen, die Weite des Himmels. Suche dort immer wieder Zuflucht, vor allem, wenn du dich isoliert oder innerlich aufgezehrt fühlst.

MACH DEIN HERZ AUF FÜR DIE KUNST. Genieße die ehrfurchtgebietenden Werke alter und neuer Meister – in Bibliotheken, Kirchen, historischen Gebäuden, Konzerthallen, Theatern oder Museen.

MACH DIR EINE PLAYLIST DER EHRFURCHT. Kopiere Fotos, Geschichten, Videos oder Songs, die für deine ehrfürchtigen Erfahrungen stehen (oder die anderer Menschen). Greife immer dann auf deine Sammlung zurück, wenn du dich leer und ausgebrannt fühlst. Sie inspiriert die Verbundenheit mit dem großen Ganzen neu.

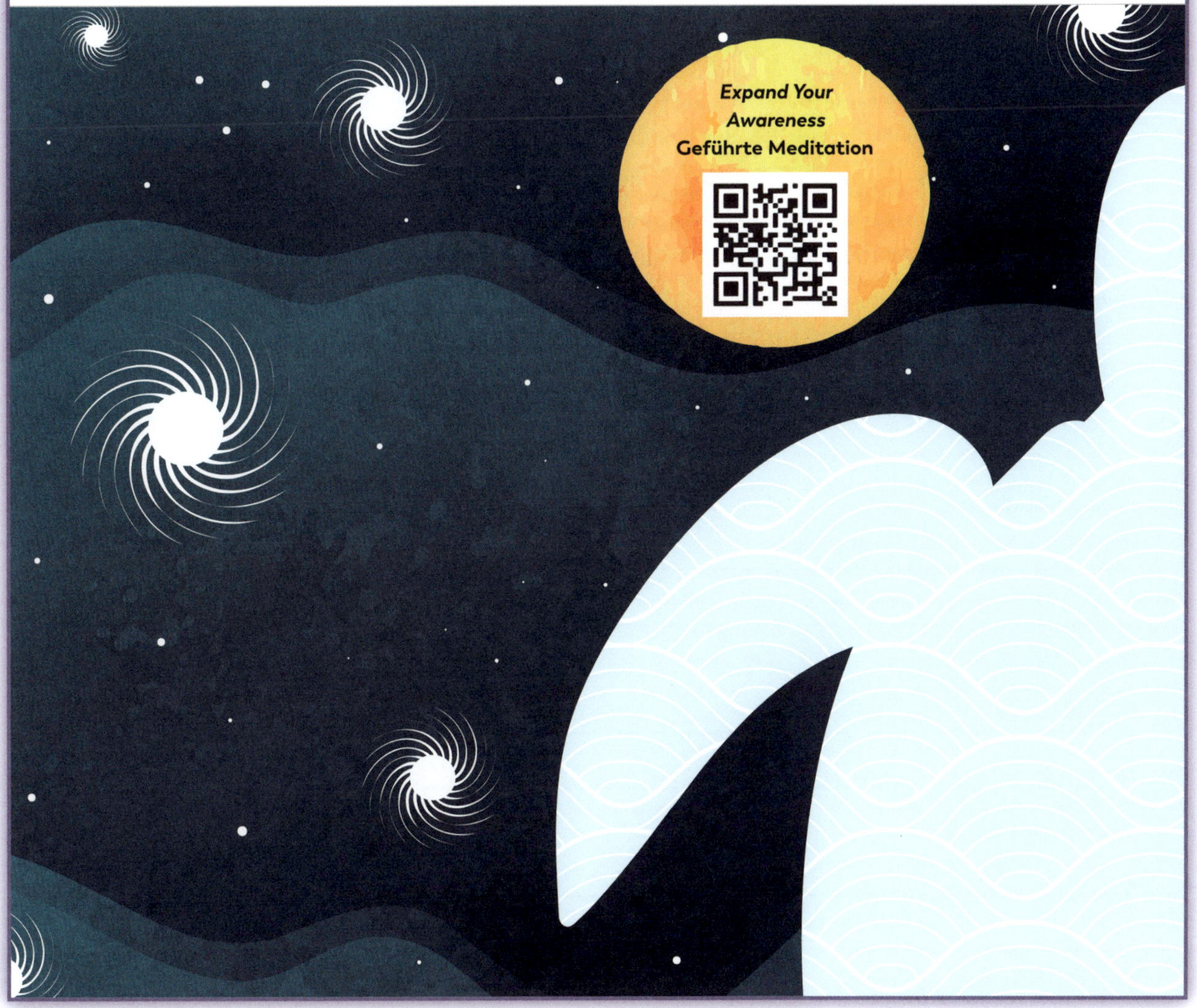

VISUALISIERE DEIN KÜNFTIGES SELBST

Allmählich nähern wir uns dem Ende dieser Reise. Daher wollen wir uns noch einmal der Visualisierung zuwenden, die wir ganz zu Anfang gemacht haben: Stell dir dein künftiges Selbst vor! Jetzt, wo du dir die Zeit genommen hast, dich selbst besser kennenzulernen, wirst du vermutlich klarer sehen, wie die Zukunft für diesen Menschen aussieht, den du entdeckt hast.

Vergiss nicht: Schmücke deine Visualisierung so detailliert wie möglich aus. Und bringe dieses Gefühl für dein künftiges Selbst in den Körper hinein.

Suche dir einen ruhigen Ort, an dem du dich sicher fühlst. Lege dich hin und lass deinen Körper im gegenwärtigen Augenblick ankommen. Wenn du magst, kannst du die Augen schließen, um äußere Ablenkungen auszublenden und dich ganz auf deine inneren Empfindungen konzentrieren zu können.

Stell dir dein bestes, authentischstes zukünftiges Selbst vor, so facettenreich und genau wie möglich. Stell dir vor, wie es sein wird, dessen Leben zu führen. Was du tust, wo du lebst, wie du dich fühlst, mit wem du zusammen bist. Die Fragen unten helfen dir, diese Vision zu präzisieren. Mit ihr vor Augen, spüre hin: *Wie fühlt es sich körperlich an, dieser Mensch zu sein? Spürst du Freiheit und Weite im Körper, Leichtigkeit und Freude?*

Schreib alles auf, entweder auf den Zeilen unten oder in deinem Notizbuch. Es gibt hier keine richtigen oder falschen Antworten. Wir lassen unserer Fantasie freien Lauf und halten die Ergebnisse schriftlich fest.

So wird dein künftiges Selbst:

Wie fühlst du dich?

____

____

Was tust du?

____

____

Was denkst du?

____

____

Mit wem verbringst du deine Zeit?

Wo lebst du?

Worauf bist du am meisten stolz?

Wie sieht deine Arbeit aus? Wovon lebst du?

Wie fühlst du dich in deinen Beziehungen (in der Partnerschaft, im Freundeskreis, im Beruf)?

Wie sorgst du für dich? Wie fühlst du dich an den meisten Tagen?

Wie verbringst du einen typischen Tag (morgens, nachmittags, abends)?

Mach diese Visualisierungsübung so oft wie möglich. Beharrlichkeit ist der Königsweg zur Transformation.

TAGEBUCH DEINES KÜNFTIGEN SELBST

So erschaffst du dein Selbst

Da du ja jetzt weißt, wie du dich mit deinem authentischen Selbst verbinden kannst, kannst du die Zukunft ganz nach deinen Wünschen gestalten.

Vervollständige die folgenden Sätze (oder denke dir selbst welche aus). Mach dies jeden Tag, damit du dich immer wieder für die Dinge entscheiden kannst, die dich dieser Zukunft näher bringen.

Heute werde ich den Ausdruck meines authentischen Selbst fördern.

Ich bin dankbar für die Gelegenheit, mein authentisches Selbst zu stärken.

Eine Veränderung auf diesem Gebiet erlaubt mir, mich mit meinem selbstbewussten künftigen Selbst zu verbinden.

Heute übe ich, indem ich meine Ideen selbstbewusst mit anderen teile.

Heute werde ich ______________________________

Ich bin dankbar für ______________________________

Eine Veränderung auf diesem Gebiet erlaubt mir, ______________________________

Heute übe ich, indem ich ______________________________

NACHDEM DU DIE ÜBUNGEN IN TEIL IV GEMACHT HAST, BIST DU FÄHIG,

dich regelmäßig selbst zu feiern,

mitfühlend mit dir umzugehen,

Grenzen zu setzen und Sicherheit mit einem anderen Menschen herzustellen,

deine Seelengaben zu entdecken.

WIE GUT KENNST DU DEIN SELBST?

In den letzten Wochen oder Monaten hast du unglaubliche Einsichten in dein Selbst gewonnen und ein tiefes Gewahrsein entwickelt. Damit du abschätzen kannst, wie weit du schon gekommen bist, kannst du nochmals den Fragebogen ausfüllen, den du zu Beginn unserer Reise gemacht hast.

Ich weiß, was ich gerne tue oder was mir Spaß macht.

_____ Keine Ahnung

_____ Irgendwie schon

_____ Absolut

Ich kann in Stille mit mir allein sein, ohne mich ablenken oder beschäftigen zu müssen.

_____ Keine Ahnung

_____ Irgendwie schon

_____ Absolut

Ich weiß, was mir für mein Leben wichtig und bedeutsam ist.

_____ Keine Ahnung

_____ Irgendwie schon

_____ Absolut

Ich weiß, was mich inspiriert oder mir guttut.

_____ Keine Ahnung

_____ Irgendwie schon

_____ Absolut

Ich weiß, wie meine verschiedenen Bedürfnisse aussehen.

_____ Keine Ahnung

_____ Irgendwie schon

_____ Absolut

Ich weiß, wie ich jemanden bitte, mir bei der Erfüllung meiner Bedürfnisse zu helfen (wenn ich sie nicht allein erfüllen kann).

_____ Keine Ahnung

_____ Irgendwie schon

_____ Absolut

Wenn mir etwas zu viel wird, kann ich um Hilfe bitten.

_____ Keine Ahnung

_____ Irgendwie schon

_____ Absolut

Ich weiß, wenn ich mich in einer Situation nicht sicher fühle.

_____ Keine Ahnung

_____ Irgendwie schon

_____ Absolut

Ich merke es, wenn ich stark unter Stress stehe und keine wichtigen Entscheidungen treffen sollte.

_____ Keine Ahnung

_____ Irgendwie schon

_____ Absolut

Ich weiß, wonach ich in meinen Beziehungen suche.

_____ Keine Ahnung

_____ Irgendwie schon

_____ Absolut

Ich weiß, warum ich manche Dinge in der Vergangenheit getan habe und verstehe mein damaliges Selbst.

_____ Keine Ahnung

_____ Irgendwie schon

_____ Absolut

Ich merke es, wenn ich nicht freundlich zu mir bin. (Mich fertigmache, kritisiere, mit anderen vergleiche.)

_____ Keine Ahnung

_____ Irgendwie schon

_____ Absolut

Ich weiß, wann mein Körper Bewegung braucht.

_____ Keine Ahnung

_____ Irgendwie schon

_____ Absolut

Ich weiß, wann mein Körper Ruhe braucht.

_____ Keine Ahnung

_____ Irgendwie schon

_____ Absolut

Ich kenne den Unterschied zwischen echtem Hunger und dem Verlangen, etwas zu essen, um mich abzulenken oder meine Emotionen zu betäuben.

_____ Keine Ahnung

_____ Irgendwie schon

_____ Absolut

Wenn ich mich aufrege, bin ich mir darüber bewusst, in welche Verhaltensmuster ich verfalle (Schweigen, Herumbrüllen, Ablenken, Dissoziation).

_____ Keine Ahnung

_____ Irgendwie schon

_____ Absolut

Ich merke es, wenn ich etwas tue, um anderen zu gefallen, und nicht, weil ich es wirklich möchte.

_____ Keine Ahnung

_____ Irgendwie schon

_____ Absolut

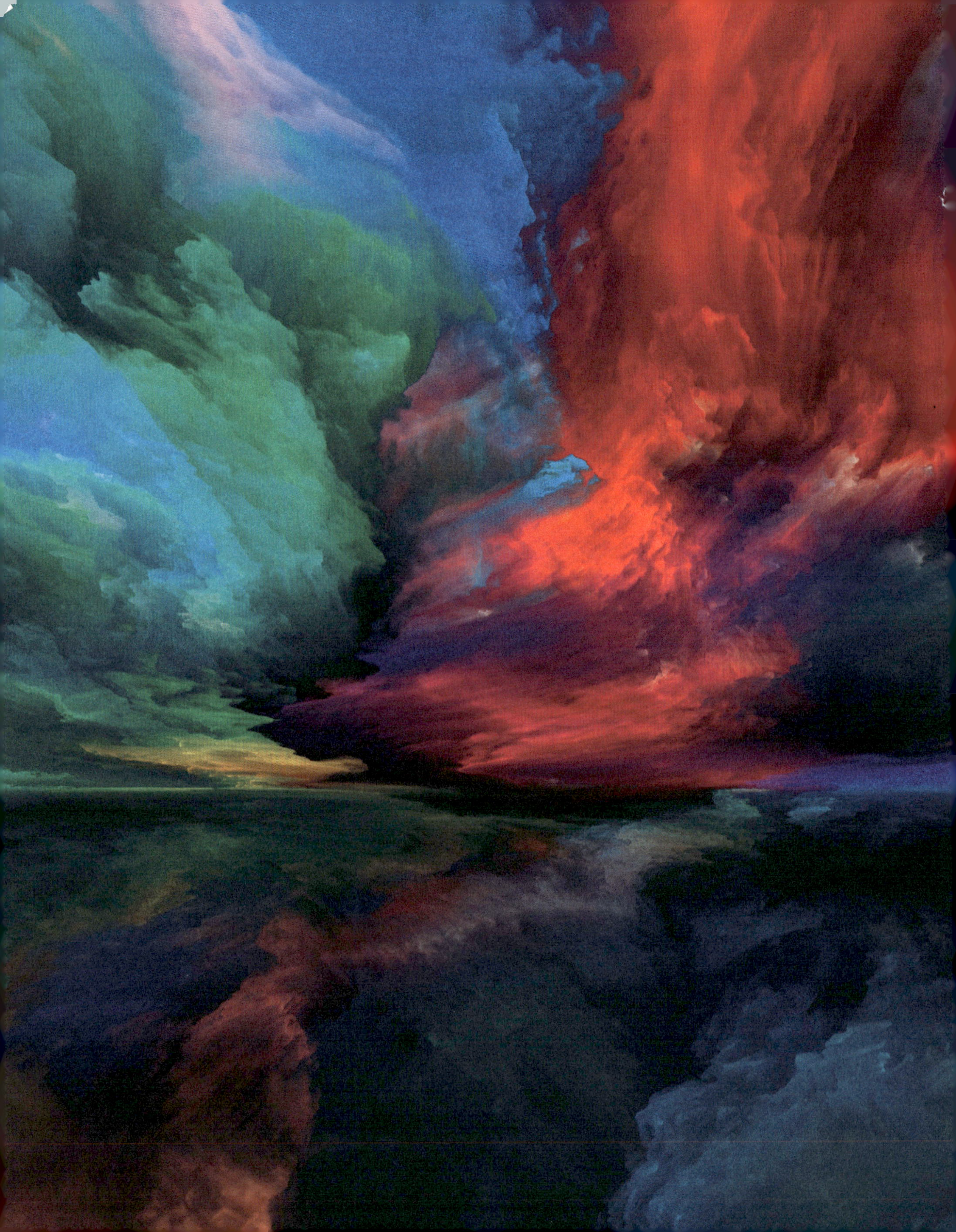

EIN WORT ZUM ABSCHLUSS

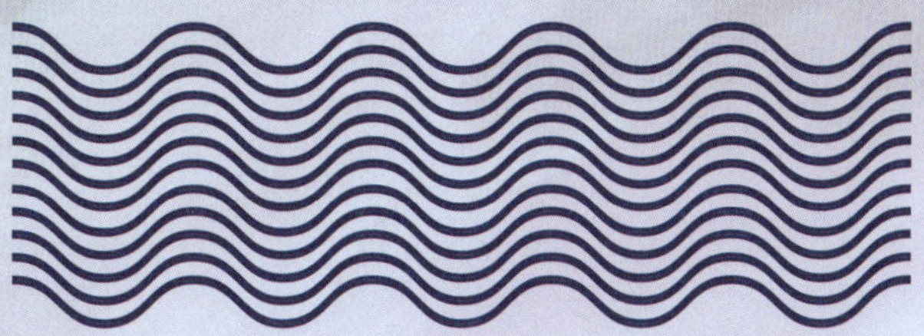

Dieses Buch mag an seinem Ende angekommen sein, deine Reise als lebendes, atmendes menschliches Wesen ist es nicht. Sie wird sich immer weiter entfalten, während du dich in deine Zukunft hineinwagst. Zu diesen Instrumenten zurückzukehren, wenn du festzustecken glaubst, wenn du gestresst, traurig, einsam, ängstlich oder unzufrieden mit dir selbst oder der Welt bist, kann helfen, die Blockaden aus dem Weg zu räumen und dich noch mehr zu wandeln.

Wie du mittlerweile wohl gelernt hast, kann Wachstum sich zwar unangenehm anfühlen, aber ohne dabei beängstigend oder überwältigend zu sein. Gib dir jeden Tag ein kleines Versprechen und halte es ein. So verankerst du dich im Leben und entdeckst dein authentisches Selbst, während die Erde sich weiterdreht, dein Körper altert, deine Umwelt sich ändert und die Menschen in deinem Leben kommen und gehen.

Vergiss nicht: Dies ist eine Entdeckungsreise auf dem Weg zu Wachstum und Entwicklung. Egal, was passiert: Wir haben die Fähigkeit, jeden einzelnen Tag am Wandel zu arbeiten und das größte Geschenk auszupacken, das wir haben: unser authentisches Selbst.

DANKSAGUNG

Zuallererst möchte ich all jenen Menschen danken, die dieses Arbeitsbuch zur Hand genommen und sich auf die Reise zur Selbstentdeckung gemacht haben. Wenn wir heil werden, heilen wir die Welt. Ich fühle mich geehrt, an eurer Seite gehen zu dürfen, während ihr den Wandel in euch hervorbringt, in euren Beziehungen, Gemeinschaften und eurer gemeinsamen Zukunft.

Danke an meine Partnerinnen Jenna und Lolly, die schöpferisch zu diesem Werk beigetragen haben. Dafür, dass ich zwei Menschen gefunden habe, die meine Vision teilen, werde ich ewig dankbar sein. Die Weisheit eurer Lebenswege hat mich wachsen lassen. Eure Einsichten und Ansichten, eure Gabe, mutig die Wahrheit eures Herzens auszusprechen, fordern mich stets dazu auf, mein Gewahrsein weiterzuentwickeln. Eure Liebe und Unterstützung haben mir das Sicherheitsfundament gegeben, auf dem ich weiter auf die Verkörperung meines authentischen Selbst zugehen kann. Ich liebe euch beide bedingungslos und aus ganzem Herzen.

Danke an mein Team: Brittany, Faiza, Furkan, Mike und Tia. Eure Hingabe und eure Unterstützung für meine Vision dieses Werks geben mir Zeit und Raum, um schöpferisch zu sein. Wie ihr dieses Werk verkörpert und euch persönlich entwickelt, ist mir eine tägliche Inspiration.

Danke an Dado, meinen Agenten-Engel. Meine Seele weiß, dass unsere Verbindung im Himmel geschlossen wurde. Ich bin unendlich dankbar dafür, dass du mich auf dieser Reise begleitest. Du hast meine Vision vom ersten Tag an gesehen, verstanden und unterstützt. Und du hast jedes meiner Bücher massiv beeinflusst.

Außerdem möchte ich meiner Verlegerin von HarperWave danken, die das Erscheinen dieses Werks rückhaltlos unterstützt hat. Julie, dein Verständnis für meine Arbeit und dein Feedback als Verlegerin haben diesem Arbeitsbuch den Feinschliff verliehen. Ein Dankeschön auch dem Rest des Teams – Yelena, Emma, Amanda und Karen: Ihr habt geholfen, dieses Arbeitsbuch aus der Taufe zu heben. Und herzlichen Dank an Leah, Suzy und Jo, die ihr jede Seite und jede Übung mit Schönheit versehen habt.

Nichts, was ich schöpferisch auf die Beine stelle, wäre möglich ohne meine globale SelfHealer-Community, die dieses Werk jeden Tag mutig in Angriff nimmt. Ich sehe, würdige und danke euch allen!

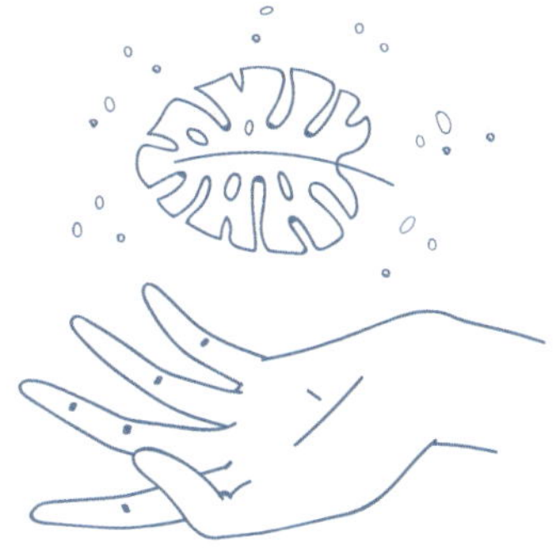

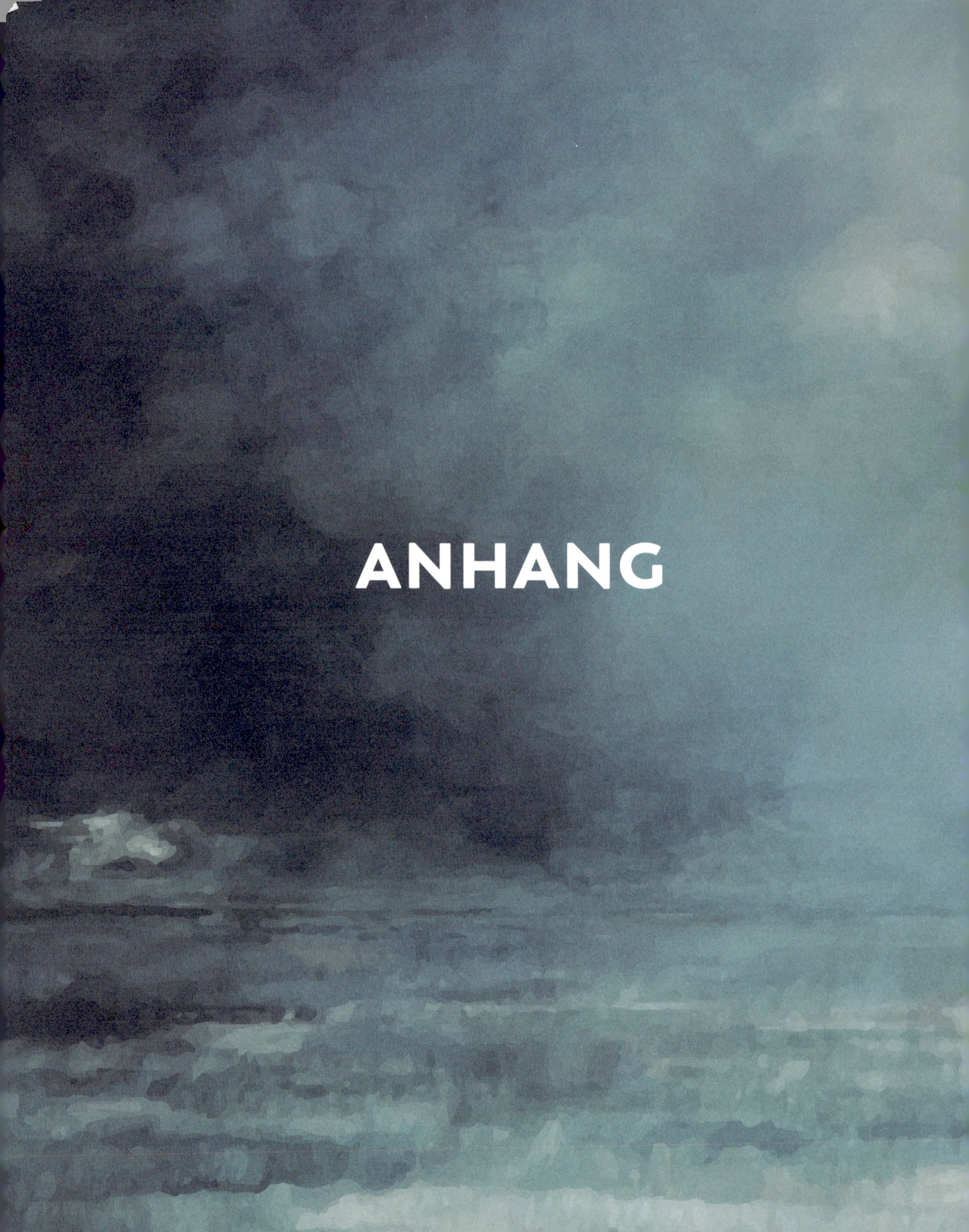

ANHANG

DAS RAD DER GEFÜHLE

Emotionen und Gefühle (oder die Art und Weise, wie unser Geist unsere Emotionen interpretiert) beginnen als Empfindungen im Körper, die wichtige Informationen darüber enthalten, wie wir unsere aktuelle Umgebung wahrnehmen. Das Rad der Gefühle hilft dir herauszufinden, was du empfindest.

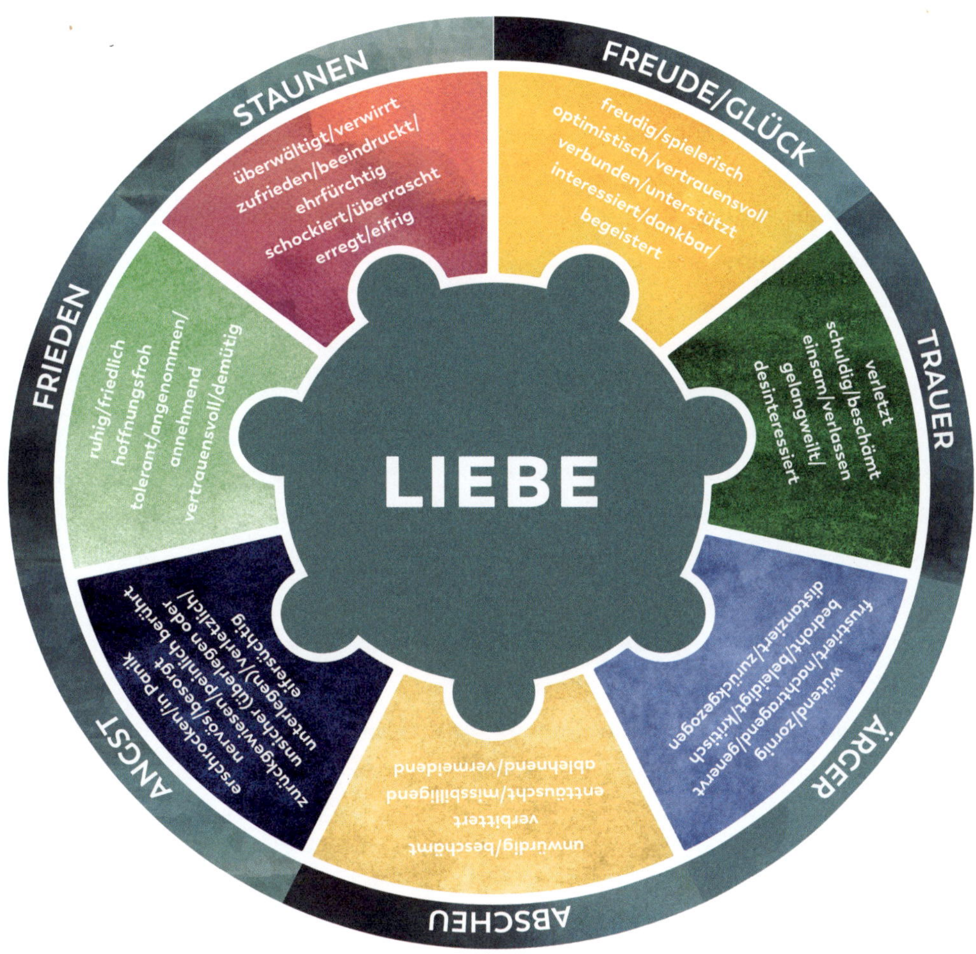

TAGEBUCH DEINES KÜNFTIGEN SELBST

Das Tagebuch deines künftigen Selbst (TKS) arbeitet mit der Macht der Neuroplastizität, das heißt mit der Fähigkeit des Gehirns, so lange wir leben neue neuronale Pfade anzulegen. Das TSK ist eine tägliche Praxis, die darauf abzielt, dich von deinem Autopiloten zu befreien – von den unbewussten Konditionierungen und Gewohnheiten, die dich blockieren, weil sie dich in Endlosschleife alte Muster abspielen lassen. Folgende Techniken können dir auf deinem Weg vorwärts helfen:

- Beobachte, inwiefern du in alten Konditionierungen stecken bleibst.
- Setze dir täglich und bewusst das Ziel, dies zu ändern.
- Gib dir kleine, machbare Schritte vor, die deinen Alltag in Einklang bringen mit deiner neuen, besseren Zukunft.
- Halte fest an diesen täglichen Entscheidungen, auch wenn deine geistigen Widerstände dies mitunter unmöglich erscheinen lassen.

Die zahlreichen Übungen in diesem Arbeitsbuch ermöglichen dir, jeden Tag ein kleines Versprechen an dich selbst einzuhalten. Auf diese Weise änderst du zunächst einen einzelnen Aspekt dessen, was du denkst, fühlst oder tust. Dieses tägliche Versprechen kann klein ausfallen, zum Beispiel den Tag damit zu beginnen, ein Glas Wasser zu trinken (statt direkt nach dem Handy oder einem Kaffee zu greifen oder unter die Dusche zu hetzen). Oder du nimmst dir Zeit, zehn Minuten allein spazieren zu gehen, ohne Ablenkungen. Oder vor dem Zubettgehen täglich fünf Minuten die Tiefenatmung zu üben.

Wenn du dich täglich mit deinem TSK auseinandersetzt, kannst du neue Gewohnheiten prägen – neue Verhaltensmuster –, indem du die alten, unbewussten Pfade überschreibst. Ersetze sie durch etwas, das dir hilft, der Mensch zu sein, der du sein *möchtest*.

Auf der nächsten Seite findest du eine Vorlage, die du kopieren kannst, um jeden Tag an deinem Wandel zu arbeiten. Halte deine Antworten hier fest oder in deinem Notizbuch. Das Tagebuch muss kein teures Journal sein, sondern einfach nur dein persönlicher Raum für deine Gedanken.

EIN BEISPIEL:

HEUTE BIN ICH **präsent.**

ICH BIN DANKBAR FÜR **eine weitere Gelegenheit, Bewusstheit aufzubauen.**

EINE VERÄNDERUNG AUF DIESEM GEBIET ERLAUBT MIR, **mich mit mir und anderen stärker verbunden zu fühlen.**

HEUTE ÜBE ICH, INDEM ICH **merke, wann meine Aufmerksamkeit abgleitet, und sie zum gegenwärtigen Augenblick zurückführe.**

HEUTE BIN ICH ____________________

ICH BIN DANKBAR FÜR ____________________

EINE VERÄNDERUNG AUF DIESEM GEBIET ERLAUBT MIR, ____________________

HEUTE ÜBE ICH, INDEM ICH ____________________

Revolutionärer Selbstheilungsansatz mit ganzheitlichen Methoden

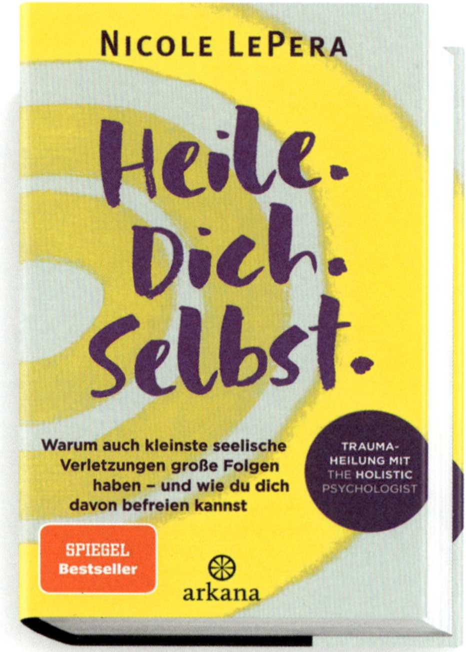

432 Seiten. ISBN 978-3-442-34276-1
Auch als E-Book erhältlich.

Mit ihrer Plattform »The Holistic Psychologist« hat die US-amerikanische Psychologin Nicole LePera nicht weniger als eine Revolution auf dem Psychologie-Sektor begründet. Ihr Ansatz: Fast jeder von uns hat in der Kindheit Traumata und seelische Verletzungen erlitten, die unser Leben nachhaltig beeinflussen. Und wir selbst haben es in der Hand, uns davon zu befreien - wenn wir die richtigen Tools kennen, uns die Erkenntnisse der Mind-Body-Medizin zunutze machen und unsere Selbstheilung auf allen Ebenen anstoßen.

Mit LePeras ganzheitlicher, einzigartiger Anleitung zur mentalen Selbstheilung gelingt es, die tieferen Ursachen von seelischen wie psychosomatischen Problemen zu erkennen, sich von selbstsabotierenden Mustern zu lösen und emotionale Wunden nachhaltig zu heilen.

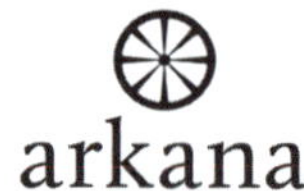